药师处方审核案例版培训教材

中药审方要点

广东省药学会　组织编写

总 主 审 郑志华（广东省药学会副理事长兼秘书长）

魏　理（广东省药学会药物治疗学专委会副主任委员）

总 主 编 吴新荣（广东省药学会药物治疗学专委会名誉主任委员）

王若伦（广东省药学会药物治疗学专委会主任委员）

副总主编 刘　韬（广东省药学会药物治疗学专委会副主任委员）

王景浩（广东省药学会药物治疗学专委会副主任委员）

郑锦坤（广东省药学会药物治疗管理专家委员会副主任委员）

主　 编 欧阳勇（广州市中西医结合医院）

唐洪梅（广州中医药大学第一附属医院）

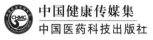

中国健康传媒集

中国医药科技出版社

内 容 提 要

中药处方审核是中药调剂的首要环节，是促进临床合理用药、保障患者用药安全性与有效性的关键步骤。本书编写目的是为了让广大药师系统掌握审方技能，提高审方质量，担负审方责任。本书主要分为六章，分别为绪论、中药饮片处方审核要点、常用毒性中药处方审核要点、中成药处方审核要点、联合用药适宜性审核要点、特殊人群中药处方审核要点。本书还收纳了若干审方案例及分析，通过分析处方中的问题，加强药师对于处方审核的理解与掌握。适合医疗机构及药店药师使用。

图书在版编目（CIP）数据

中药审方要点 / 吴新荣，王若伦主编 . -- 北京：中国医药科技出版社，2024.12. --（药师处方审核培训系列教材：案例版）. -- ISBN 978-7-5214-4784-2

Ⅰ. R28

中国国家版本馆 CIP 数据核字第 2024X2X982 号

美术编辑　陈君杞
版式设计　友全图文

出版　**中国健康传媒集团** | 中国医药科技出版社
地址　北京市海淀区文慧园北路甲 22 号
邮编　100082
电话　发行：010-62227427　邮购：010-62236938
网址　www.cmstp.com
规格　710×1000 mm $^{1}/_{16}$
印张　16 $^{3}/_{4}$
字数　261 千字
版次　2024 年 12 月第 1 版
印次　2024 年 12 月第 1 次印刷
印刷　大厂回族自治县彩虹印刷有限公司
经销　全国各地新华书店
书号　ISBN 978-7-5214-4784-2
定价　**65.00 元**

获取新书信息、投稿、为图书纠错，请扫码联系我们。

编 委 会

写给读者的话

亲爱的读者们：

在这个医疗健康领域发展日新月异的时代，我们自豪地呈献给您——《药师处方审核培训系列教材（案例版）》；它既是广大药师对自身角色定位和转变的深刻理解，更是药学服务与实践经验的无私分享。

随着"健康中国"战略的深入推进，医疗卫生服务体系正经历着一场深刻的变革。药师，已从传统的调剂小角色，转向以患者为中心、提供全方位药学服务的新身份，成为人民大众安全、合理用药的重要守护者。

2018年，国家卫生健康委员会办公厅等联合发布的《医疗机构处方审核规范》，将广大医院药师确定为处方审核工作第一责任人，赋予了我们新的使命。这不仅是对药师专业地位的认可，也对药师服务水平提出了更高要求。

在这样的大背景下，广东省药学会及时顺应国家政策导向，满足药师同仁的迫切需求，率先在全国开展"处方审核能力"培训工作。自2018年7月开办全国第一个"审方培训班"起，我们先后组织了由资深药师组成的师资团队、出版了标准的"培训教材"、构建了系统的处方审核培训体系，在全省乃至全国范围内，开展了全方位、多模式处方审核培训。同时，为了满足基层特别是边远地区广大药师的审方培训需求，我们还开辟了线上培训渠道。截至2024年8月，已为全国各省市培训了超过20000名合格的审方药师，约占我国医院药师总人数的4%。基于我们审方培训项目的规范性、实用性，培训效果得到业界充分认可，深受广大药师欢迎，被亲切称为"广式审方培训"。经过培训的药师成为各地、各单位的审方骨干乃至培训老师。

为了规范和引领处方审核培训项目的深入开展，广东省药学会相继发布了《广东省药师处方审核能力培训标准》《处方审核标准索引》（2023年更新），并出版了国内首部审方教材《药师处方审核培训教材》以及配套的《临床处方审核案例详解丛书》。

在历时5年2个月、累计45期线下审方班以及药师自发的线上学习教学实践中，我们的培训专家们收集了大量宝贵的问题处方案例，这些案例对于提升审方药师的处方分析能力和技能具有重要的参考价值。因此，广东省药学会组织了各大医院的专业团队，在处方审核理论丛书的基础上，结合丰富的实战经验，增加了更多、更有代表性的典型案例分析和练习试题，共同编写了这套《药师处方审核培训系列教材（案例版）》。

本套教材可以当作《药师处方审核培训系列教材》的延伸学习材料，内容广泛而全面，实用性强。它不仅介绍了药师审方工作所涉及的法律、法规，审方药师的职责、规范的操作流程，审方所需的检索工具；还概述了各类系统疾病的药物使用原则、不同给药途径、不同应用类别药物的药理、药效学理论；更重要的是，陈述了案例的客观资料，总结了案例特征，并以药品说明书为基础，结合相关"指南"或"专家共识"，全面系统地分析了处方中药物使用的合理性及存在的问题。并列举了各类具有代表性的处方审核真实案例，对案例进行了问题提出、处方分析、干预建议的首创"三步式案例教学"，力求做到科学、规范、实用，真正做到给读者"授人以渔"的师者用心。

书中还提供了大量练习题，并附上答案。通过学习，能够使一线药师得到现场培训的效果，从而更有针对性地提升了药师独立学习、分析问题以及解决问题的思维和实战技能，使他们成为审方骨干。这种理论和案例充分结合的编写模式，也是本丛书的一大特色。

习题集中的不少案例来源于参加国内和广东省内举办的各期审方药师培训班的优秀学员在作业练习中提交的真实案例，具有很高的实用参考价值。在此，我们对所有贡献智慧和经验的学员表示衷心的感谢！

此外，本书也可作为临床药师、临床医师（特别是基层医疗机构年轻的医务人员）、护士、临床药学专业学生的宝贵参考资料。

我们深知，基于医药科技的迅猛发展和编者的知识、能力所限，本丛书所述的案例及机制分析可能存在滞后情况，有些案例的分析和干预建议可能存在一定程度的主观性和局限性。在此，恳请医药学界的专家和广大读者不吝赐教，提出宝贵的批评和指正，以便我们在再版修订时改进、完善。

最后，感谢您选择《药师处方审核培训系列教材（案例版）》。我们承诺，将继续致力于提供高质量的药学教育资源，以支持药师队伍的成长和药学服务水平的提升。

总编组

前　言

中医药学是中华民族的伟大创造，是中国古代科学的瑰宝，也是打开中华文明宝库的钥匙，为中华民族的繁衍生息作出了巨大贡献，对世界文明进步产生了积极影响。党的"二十大"报告中提出要进一步推进健康中国建设，加强中医药文化传承与创新发展；"十四五"中医药发展规划中亦提到，随着经济社会发展和生活水平提高，人民群众更加重视生命安全和健康质量，健康需求不断增长，有效应对多种健康挑战、更好满足人民群众健康需求，迫切需要加快推进中医药事业发展，更好地发挥其在健康中国建设中的独特优势。

与此同时，中医药发展不平衡不充分，中医药优质医疗服务资源总体不足，基层中医药服务能力仍较薄弱，中医药特色人才培养质量仍需提升等问题仍然突出。2018年国家卫生健康委、中医药局发布的《关于加快药学服务高质量发展的意见》提出进一步转变药学服务模式，提高药学服务水平；同年发布的《医疗机构处方审核规范》明确了"药师是处方审核工作的第一责任人"以及中药处方（中药饮片、中成药）审核内容。中药处方审核是中药调剂的首要环节，是促进临床合理用药、保障患者用药安全性与有效性的关键步骤。为了让广大药师系统掌握审方技能，提高审方质量，担负审方责任，特编写本书。

本书主要参考了《中华人民共和国药典（2020年版）》（以下简称《中国药典》）、《中华人民共和国药典临床用药须知（2020年版）》《处方管理办法》《医疗机构处方审核规范》《中药处方格式及书写规范》《中成药临床应用指导原则》《广东省中药药事管理系列规范》《中药饮片临床应用专家共识》等，内容丰富、特色鲜明；突出了中药饮片、配方颗粒、毒性中药、中成药（中药注射剂）、联合用药及特殊人群用药等特点。本书还设置了案例分析与习题练习，对中药处方审核具有较强的实践指导性，并可作为审方药师、中药临床药师培训基地及临床医生的参考用书。

　　本书由多家三甲医院具有丰富工作经验的中药学专家共同编写，并且在编写过程中得到有关单位和同行的大力支持和指导，在此表示衷心感谢！

　　由于编者的学识和专业水平所限，部分案例的建议可能存在一定程度的主观性和局限性，书中遗漏、错误在所难免，恳请广大同仁和读者提出宝贵意见，以便进一步完善。

编　者

2023年4月

目 录

第一章 绪论

第二章 中药饮片处方审核要点

第六章　特殊人群中药处方审核要点

习题及参考答案解析

第一章 绪 论

第一节 概 述

处方审核的目的是保障患者用药安全，促进临床合理用药，也是药师专业技术价值的具体体现。国家卫生健康委员会等三部门联合印发《医疗机构处方审核规范》指出，药师是处方审核工作的第一责任人，所有处方均应当经审核通过后方可进入划价收费和调配环节，未经审核通过的处方不得收费和调配。

中药处方审核（中药审方）系指药学专业技术人员运用中医药专业理论知识与实践技能，结合中医临床用药特点，根据相关法律法规、规章制度、技术规范等，对医师在诊疗过程中为患者开具的中药处方/医嘱，进行合法性、规范性、适宜性审核，并作出是否调配发药的药学技术服务。

中药审方内容包括临床上开具的中药饮片（配方颗粒）、中成药的纸质处方、电子处方和病区用药医嘱单。《医疗机构处方审核规范》中虽然列明了中药饮片处方规范性和适宜性的审核项目，但相较于西药和中成药而言，中药饮片处方审核的参考标准仍较少，且不同地区及医疗机构在进行中药审方工作时标准会有所不同。由于中药饮片、中药配方颗粒、中成药的临床使用量不断上升，但仍普遍存在用药与中医诊断不符、炮制品选用不当、药物使用剂量有误、药物配伍不适宜等不合理用药情况。因此，高质量地进行中药审方，守护人民群众生命安全和健康质量，势在必行。

一、中药审方产生背景

世界卫生组织（World Health Organization，WHO）是国际上对于用药安全最重要的提倡者、组织者和推动者。自20世纪70年代起，WHO就已经为促进合理用药采取了相关干预措施，由此编写了第一版基本药物目录，并协助其他国家定制自己的基本药物目录。1985年WHO在内罗毕召开的合理用药会议是全球促进合理用药工作起步的里程碑，将合理用药定义为"患者在适宜的治疗时长内得到符合临床需要，满足个体情况的剂量需求并且花费最少的经济支出的药物治疗"，即安全、有效、经济三大原则，其中用药安全是药物治疗的重要前提。

早在20世纪中叶就已经有学者研究医院中发生的药品相关联错误对患者造成的潜在伤害，并总结了几种错误用药方式，分别是药物漏用、发错患者、剂量错误、给药方式错误、给药时间错误、药物误用。以上的这些用药问题可以通过药师在临床疾病治疗环节中对医师用药进行审核，为患者提供用药教育、指导、监测等药学服务来避免发生。2002年WHO发布的一篇公告指出，全球范围内有50%以上的药品都存在处方配发和销售不当的情况，有50%的患者不能正确服用药物，引发社会各界广泛的关注。同年发布了12项关于促进合理用药的核心政策和干预措施，涉及相关部门组建、法规政策制定、人员培训等多个方面，还制定了一些核心指标来客观评价医疗单位合理用药情况。2019年8月，WHO对2007年首次发布的《患者安全10个事实》进行了再次更新，指出用药剂量错误、输注药物错误、用药说明不清、使用缩写、开具不合理处方等不安全用药和错误用药情况，是世界各地医疗保健服务过程中导致患者用药损伤的主要原因，全球范围内因用药错误造成的直接经济损失每年约420亿美元。2021年5月，WHO发布了《2021—2030全球患者安全行动计划》，该行动计划中将用药安全作为第三个战略目标中最重要的任务，制定了用药安全战略行动框架，以重点领域为切入点来减少不安全用药和用药错误带来的药物相关伤害。

患者安全关乎人民群众生命健康，为促进合理用药，保障医疗安全，结合我国国情，2007年原卫生部颁布的《处方管理办法》规定了"具有药师以上专业技术职务任职资格的人员负责处方审核、评估、核对、发药以及安全用药指导""药师应当认真逐项检查处方前记、正文和后记书写是否清晰、完整，并确认处方的合法性""药师应当对处方用药适宜性进行审核"等处方审核内容。2010年国家中医药管理局发布了《中药处方格式及书写规范》《中成药临床应用指导原则》，进一步规范了中药处方管理，旨在提高中药应用水平，保证临床用药安全。2018年国家卫生健康委员会发布的《医疗机构审方管理规范》赋予了药师更大的职责，对处方审核的基本要求、审核依据和流程、审核内容、审核质量管理、培训等作出规定。同年发布的《关于进一步加强患者安全管理工作的通知》中提出10项落实患者安全管理工作措施，强调医疗机构要高度重视患者用药安全管理，积极开展用药咨询、用药教育、用药干预、药学监护、药物合理使用监测和评价工作，推进临床合理用药，保障患者用药安全。由此可知，国家越来越重视药师的作用价值，让药师作为处方的把关人，保证用药安全。

与此同时，全国各级学术学会均开展了大量中药临床合理用药工作。如2016年由中华中医药学会组织并牵头建立中药临床药师培训基地，目前全国共有47家医院获得中华中医药学会中药临床药师培训基地资质，为中药临床合理用药培养了规模宏大、素质优良的人才队伍；2021年6月30日，发布了团体标准《中药饮片临床应用规范》对中药饮片临床应用中的处方原则、药味数等17个方面进行了梳理和规范，为中药饮片处方审核增加了新的参考依据。广东省药学会自2018年开始进行药师处方审核能力培训，中药审方培训是专项内容之一，此项工作已覆盖了全国各省、市和自治区，为提高中药临床疗效，保障患者用药安全，提供了合格的人才资源以及标准化的工作规范。

二、中药处方审核工作的现状与思考

中医药学凝聚着深邃的哲学智慧和中华民族几千年的健康养生理念及实践，尤其在中国人民健康事业发展中作出了突出的贡献，推动了传承创新发展步伐加速。近年来国家连续发布了《"十四五"中医药发展规划》《"十四五"中医药人才发展规划》《"十四五"中医药文化弘扬工程实施方案》《中医药振兴发展重大工程实施方案》等多个文件，中医药行业迎来高速发展阶段，中药在临床上应用越来越广泛，同时中药不良反应的情况也在逐年增多。2018年至2022年国家药品不良反应监测年度报告公布的药品不良反应/事件报告数据中，涉及怀疑药品分别为159.7万、163.5万、179.8万、210.4万、218.5万例次，其中中药分别占14.6%、12.7%、13.4%、13.0%、12.8%；严重不良反应/事件报告涉及怀疑药品分别为18.4万、19.9万、21.3万、27.8万、33.9万例次，其中中药占8.7%、7.1%、6.3%、5.1%、5.9%。

临床上使用中药饮片、中成药均应遵照中医临床基本的辨证施治原则开具中药处方，但非中医类专业的医务工作者（例如西医师、西药师和全科医师）缺少对于中医基本理论和中药药性理论的系统学习，容易出现辨证选药和联用用药的不当，存在较大的不合理用药隐患。据统计，西医师大多依据说明书和临床经验开具中成药，其中有18.4%不了解中医辨证理论，仅有58.8%初步了解中医辨证理论。2019年国家卫生健康委员会发布《关于印发第一批国家重点监控合理用药药品目录（化药及生物制品）的通知》中规定除中医师之外的其他类别的医师，经过不少于1年系统学习中医药专业知识并考核合格后，遵照中医临床基本的辨证施治原则，可以开具中成药处方；取得省级以上教育行政部门认可的中医、中西医结合、民族医学专业学历或学位的，或者参加省级中医药主管部门认可的2年以上西医学习中医培训班（总学时数不少于850学时）并取得相应证书的，或者按照《传统医学师承和确有专长人员医师资格考核考试办法》有关规定跟师学习中医满3年并取得《传统医学师承出师证书》的，既可以开具中成药处方，也可以开具中药饮片处方。

中药审方的对象主要为临床开具了中药饮片、毒性饮片、中成药、中药注射剂、院内制剂的门急诊处方及住院医嘱。门急诊处方相较于住院医嘱，患者的病情资料较简略，存在一定的审方局限性；住院医嘱虽然可获取患者比较全面的病史资料，但存在较低的审方时效性。药师进行中药审方普遍以审核处方规范性为主，而中药审方的难点是用药适宜性的审核，主要根据临床诊断进行判断，这是用药安全性的核心点，但也可能会存在一定的片面性，因为用药时需考虑患者个体特点、疾病辨证、药物配伍、用药剂量等多个方面，并且临床上在运用方剂时非常灵活，根据病情辨证常对组方、剂量进行加减使用。例如麻黄汤，由麻黄、桂枝、杏仁、甘草四药组成，适用于外感风寒表实证，具有发汗解表、宣肺平喘之功；若减去桂枝，即为"三拗汤"，其解表之力减弱，功专宣肺散寒、止咳平喘，为治风寒犯肺之鼻塞声重、语音不出、咳嗽胸闷之方；若在麻黄汤中加入四两白术，即为"麻黄加术汤"，有发汗解表、散寒祛湿之效，适用于风寒湿痹、身体烦痛、无汗等症。

目前国内医疗机构已开始逐步实施电子处方前置审核，医生开出处方后，审方系统依据审核规则对处方规范性和合理性进行审核，对不合理处方进行自动拦截，而问题处方需经药师审核通过后方可生成打印、缴费取药，这样不仅将用药安全隐患扼杀在萌芽中，而且避免患者为修改处方来回奔波，减少医疗纠纷。即便如此，中药处方用药适宜性等信息系统不能审核的部分，仍需由药师进行人工审核。

所谓"医之道，悟也；方之用，变也"，中医药是一个入门容易，精通较难的学科，即使是通过系统学习的中医师，在遣方用药时未必能准确把握，需要靠多年的经验历练和临床积累。对于审方人员而言，更是要求具备扎实的中药学知识和丰富的方剂学知识储备，同时具备中医基础理论和中医诊断学等相关学科基础，才能保证中药审方质量，更好地进行把关。

第二节　中药处方审核工作模式

一、实施机构及人员

医疗机构应当在医院药事管理与药物治疗学委员会（组）和医疗质量管理委员会领导下设立处方审核质量管理小组或指定专（兼）职人员，定期对机构内处方审核质量开展监测与评价，包括对信息系统审核的处方进行抽查，发现问题及时改进。县级以上卫生健康行政部门（含中医药主管部门）可以组织或委托第三方对其核发《医疗机构执业许可证》的医疗机构处方审核质量进行检查评价。

开展处方审核应当满足以下必备条件。①配备适宜的处方审核人员，二级以上医院中药饮片处方应由主管中药师以上专业技术人员负责处方审核、核对、发药以及安全用药指导；其他医疗机构应由中药师以上专业技术人员负责。②处方审核人员符合以下条件：具有药师及以上专业技术职务任职资格；具有3年及以上门急诊或病区处方调剂工作经验并且接受过处方审核相应岗位的专业知识培训并考核合格。③具备处方审核场所。④配备相应的处方审核工具，鼓励医疗机构建立处方审核信息系统。⑤制订本机构的处方审核规范与制度。

负责处方审核的药师应当接受继续教育，不断更新、补充、拓展知识和能力，提高处方审核水平，同时医疗机构应支持从事处方审核的药师参加药物与临床治疗相关培训和学术交流等继续教育活动，鼓励参与查房、会诊、疑难危重或死亡病例讨论等医疗活动。

二、审方工作流程

医疗机构可以结合实际，由药事管理与药物治疗学委员会通过充分考虑患者用药安全性、有效性、经济性、依从性等综合因素，参考药学行业及临床专家认可的临床规范、指南等，制订适合本机构的临床用药规范、指南，并根据药品信息变化和临床用药进展进行定期更新，为处方审核提供最新依据。

处方审核方式包括人工审核和信息系统辅助审核。人工审核即由药师对处方的合法性、规范性、适宜性等各项内容进行逐一审核；信息系统辅助审核（电子处方前置审核）需由医疗机构信息系统配置合理用药软件，合理用药软件对处方进行初步审核，对合理用药软件不能审核的部分以及合理用药软件筛选出的不合理处方，由药师进行人工审核或复核。处方审核流程图见图1-1。

（一）药师人工审核一般流程。

1.药师接收待审核处方，对处方进行合法性、规范性、适宜性审核。

2.若经审核判定为合理处方，药师在纸质处方上手写签名（或加盖专用印章）、在电子处方上进行电子签名，处方经药师签名后进入收费和调配环节。

3.若经审核判定为不合理处方，由药师负责联系处方医师，请其确认或重新开具处方，并再次进入处方审核流程。

4.若处方医师不同意修改，药师应根据不合理处方的危害程度，分为疑义处方和严重不合理处方。疑义处方请处方医师再次签字确认，并将疑义处方记录点评。对于有重大疑义处方，处方审核药师宜与处方医师沟通联系，必要时向上级药师、处方科室上级医师或处方审核指导专家组汇报。严重不合理处方不予进行调配，并上报医务部门。

（二）信息系统辅助审核一般流程。

1.接收待审核处方，电子处方审核系统对处方进行合法性、规范性、适宜性审核。

2.若电子处方审核系统能涵盖所有审核项目和内容，且判定为合理处方，处方进入收费或调配环节。

3.若电子处方审核系统不能涵盖所有审核项目和内容，或判定为不合理处方，由药师进行人工审核或复核。

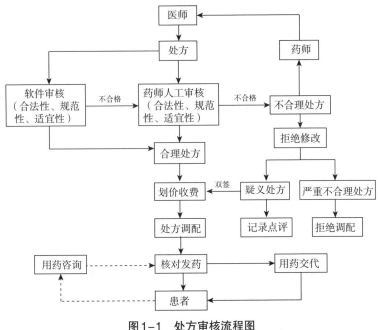

图1-1　处方审核流程图

三、审方依据

(一)政策文件

1.《处方管理办法》(中华人民共和国卫生部令第53号)

2.《医院中药饮片管理规范》(国中医药发〔2007〕11号)

3.《中药注射剂临床使用基本原则》(卫医政发〔2008〕71号)

4.《国家基本药物临床应用指南(中成药)2009年版基层部分》(卫办药政发〔2009〕232号)

5.《医院处方点评管理规范(试行)》(卫医管发〔2010〕28号)

6.《中成药临床应用指导原则》(国中医药医政发〔2010〕30号)

7.《中药处方格式及书写规范》(国中医药医政发〔2010〕57号)

8.《医疗机构药事管理规定》(卫医政发〔2011〕11号)

9.《中华人民共和国中医药法》(2017年)

10.《医疗机构处方审核规范》(国卫办医发〔2018〕14号)

11.《中华人民共和国药品管理法》(2019年)

（二）书籍推荐

1.中华人民共和国药典·临床用药须知2020年版（中药饮片卷）（中国医药科技出版社，国家药典委员会；2022）

2.中华人民共和国药典·临床用药须知2020年版（中药成方制剂卷）（中国医药科技出版社，国家药典委员会；2022）

3.方剂学（第5版）（中国中医药出版社，李冀，左铮云；2021）

4.中成药与西药临床合理联用（北京科学技术出版社，曹俊岭，李国辉；2016）

5.含西药成分中成药的合理使用（中国中医药出版社，曹俊岭，李国辉；2014）

6.中药临床药学（人民卫生出版社，梅全喜，曹俊岭；2013）

7.中药临床药学导论（人民卫生出版社，梅全喜，彭代银；2016）

（三）指南、共识、规范、团体标准推荐

1.中华人民共和国药典2020年版一部（中国医药科技出版社，国家药典委员会；2020）

2.中药临床应用指导原则（2017.12）

3.中成药治疗优势病种临床应用指南2020版（中国中药协会2020年发布）

4.中药药源性肝损伤临床评价技术指导原则（国家药品监督管理局2018年发布）

5.药物性肝损伤诊治指南（中华医学会肝病学分会2015年发布）

6.中草药相关肝损伤临床诊疗指南（中华中医药学会肝胆病分会2016年5月发布）

7.92个病种中医临床路径和中医诊疗方案（国中医药药办医政2017年发布）

8.中成药临床合理用药处方点评北京共识（北京中医药学会中药药理与中成药专业委员会，北京中医药学会临床合理用药评价专业委员会2018年3月发布）

9.医疗机构药学服务规范（中国医院协会药事专业委员会2019年发布）

10.中药饮片处方用名规范（中华中医药学会2021年发布）

11.中药饮片临床应用规范（中华中医药学会2021年发布）

12.中药配方颗粒包装规范（中华中医药学会2021年发布）

13.中药饮片处方应付规范（中华中医药学会2021年发布）

14.中药饮片包装规范（中华中医药学会2021年发布）

15.中药汤剂煎煮规范（中华中医药学会2021年发布）

16.中药饮片临方炮制规范（中华中医药学会2021年发布）

17.中药配方颗粒调剂技术规范专家共识（中华中医药学会医院药学专业委员会2022年发布）

18.广东省中药药事管理系列规范（广东省中药药事质量控制中心2022年发布）

四、中药审方内容

（一）处方的合法性审核内容

1.处方开具人是否根据《执业医师法》取得医师资格，并执业注册。

2.处方开具时，处方医师是否根据《处方管理办法》在执业地点取得处方权。

3.按毒麻药品管理的中药饮片，是否由具有相应处方权的医师开具。

（二）处方的规范性审核内容

处方的规范性是指医师在开具处方时，书写应规范、完整不缺项、字迹清晰无误，处方规范性审核内容如下。

1.**处方前记的内容** 门诊号或住院号、科别、患者姓名、性别、年龄等应书写完整，患者年龄还应当填写实足年龄，对新生儿、婴幼儿应写日龄、月龄，必要时要注明体重，以便精确计算药物剂量。书写临床诊断时，应根据患者患有的不同疾病分别罗列出所有的中医证型及相关中西医临床诊断，以便药师审核处方用药是否与临床辨证、辨病相符。

2.**处方正文的内容** 处方正文是处方的重要组成部分，其内容包括药品信息和医嘱信息。医师开具处方时必须使用药品通用名；处方用语规范，不得使用自用、遵医嘱等用语；处方修改处，医师须重新签名；中药饮片与西药不可开具在同一张处方上；中成药、西药每张处方不得超过5个药品；中药饮片处方的书写，一般应当按照"君、臣、佐、使"的顺序排列，调剂、煎煮的特殊要求应注明在药品右上方，并加括号，如包煎、先煎、后下等。对饮片的产地、炮制有特殊要求的，应当在药品名称之前写明；药品用法用量应当按照药品说明书规定的常规用法用量使用，特殊情况需要超剂量使用时，应当注明原因并再次签名。

3.**处方后记的内容** 包括医师签名信息和收费信息。开具处方的医师须在处方规定处签名或盖章，医师签章要规范，且须与在本医疗机构签章备案留样一致；处方除了具有法律性、社会性，还具有经济性，医师开好的处方需缴费后取药。应逐项检查处方前记、正文、后记书写是否清晰、完整，并符合规范。

（三）处方的适宜性审核内容

处方用药适宜性的审核是处方审核的重点和难点，是对处方用药的安全性、合理性、经济性做出判断，并对存在安全性、合理性问题的用药进行事前干预。

1.**中成药处方，应当审核以下项目** 处方用药与中医诊断（病名和证型）是否相符；处方剂量、用法是否正确，单次处方总量是否符合规定；选用剂型与给药途径是否适宜；是否有重复给药和相互作用情况，包括不同中成药、中成药与西药、中成药与中药饮片之间是否存在重复给药和相互作用；是否存在配伍禁忌；是否有用药禁忌：儿童、老年人、孕妇及哺乳期妇女、脏器功能不全患者用药是否有禁忌使用的药物，患者用药是否有食物及药物过敏史禁忌证、诊断禁忌证、疾病史禁忌证与性别禁忌证；中药注射剂溶媒的选择、用法用量是否适宜；是否存在其他用药不适宜情况。

2.**中药饮片处方，应当审核以下项目** 中药饮片处方用药与中医诊断（病名和证型）是否相符；饮片的名称、炮制品选用是否正确，煎法、用法、脚注等是否完整、准确；毒麻贵细饮片是否按规定开方；特殊人群如儿童、老年人、孕妇及哺乳期妇女、脏器功能不全患者用药是否有禁忌使用的药物；是否存在其他用药不适宜情况。

更多中药审方的详细内容请见本书其他章节。

参考文献

［1］Anker M, Jokobowicz B, Fresle D A, et al. How to investigate drug use in health facilities［J］. WHO/DAP，1993.

［2］Donaldson L J，Kelley E T，Dhingra-Kumar N，et al. Medication without harm: WHO's third global patient safety challenge［J］. The Lancet，2017，389（10080）：1680-1681.

［3］Safren M A，Chapanis A. A critical incident study of hospital medication errors［J］. Nursing Research，1960，9（4）：223.

［4］World Health Organization. Promoting rational use of medicines: core components［R］. World Health Organization，2002.

［5］金锐，赵宁，刘治军，等.综合医院西药师学习与运用中医药知识的专家共识（北京，2020）［J］.中国医院用药评价与分析，2020，20（10）：1153-1160.

［6］李冀，左铮云.方剂学［M］.北京：中国中医药出版社，2021.

［7］吴新荣，杨敏.药师处方审核培训教材［M］.北京：中国医药科技出版社，2019.

［8］赵汉臣，喻维新，张晓东.药师手册［M］.北京：中国医药科技出版社，2019.

第二章　中药饮片处方审核要点

第一节　中药饮片概述

一、中药饮片定义

中药饮片系指中药材经过加工炮制后可直接用于中医临床或制剂生产使用的处方药品，多以汤剂在临床中使用，辅以配方颗粒等剂型，应用十分普遍。

二、中药饮片的发展简史

中药饮片药用历史悠久，在1973年长沙马王堆三号汉墓出土的《五十二病方》中就载有"细切""削""剉"等，这是早期对饮片来源的炮制术语。历经汉、唐发展到南宋时期，中药饮片的概念也日臻完善。如周密在回忆南宋的《武林旧事》一书中，曾记载杭州已有制售"熟药圆散，生药饮片"的作坊。至明代中期陶华的《伤寒六书》制药法中，明确提出了"饮片"一词，曰"一用川大黄，须锦纹者，佳。剉成饮片，用酒搅匀，干燥，以备后用。"第一次明确提出了"饮片"是经过锉制后所得的片型大黄。其中经过净制和切制后的饮片又称生品或生片。

第二节　中药饮片处方审核要点

中药饮片处方是由符合资质的执业医师和执业助理医师在诊疗活动中为患者开具的、由取得中药学专业技术职务任职资格的中药专业技术人员审核、调配、核对，并作为患者用药凭证的医疗文书。中药饮片处方审核是中药饮片处方调剂的第一个步骤，是保证中药饮片合理使用的重要方式，直接关系到患者用药安全，可充分体现药师的工作价值。

一、中药饮片处方内容

根据《中华人民共和国药品管理法》《处方管理办法》《中药处方格式及书写规范》等国家有关规定，中药饮片处方主要分为前记、正文、后记。

1.处方前记内容

（1）一般项目，包括医疗机构名称、费别以及患者姓名、性别、年龄、门诊或住院病历号、科别或病区和病床号、处方开具日期、联系方式、地址等。可添列特殊要求的项目。

（2）临床诊断，包括病名（病名可写中医病名也可写西医病名）和中医证型，应填写清晰、完整，并与病历记载相一致。

（3）按毒麻药品管理的中药饮片的使用应当严格遵守有关法律、法规和规章的规定。如果使用罂粟壳（按麻醉药品管理）或含有麻醉药品的复方制剂处方应当包括患者身份证编号，代办人姓名及身份证编号。处方按年月日逐日编制顺序号。

2.处方正文内容

（1）以Rp或R（拉丁文Recipe"请取"的缩写）标示，分列药品名称、数量、用量、用法。

（2）中药饮片品种、剂量、用法。中药饮片处方书写应当体现"君、臣、佐、使"的特点要求。

（3）处方剂量使用法定剂量单位，用阿拉伯数字书写，原则上应当以克（g）为单位，"g"（单位名称）紧随数值后。

（4）对调剂、煎煮有特殊要求的应另行注明。

（5）处方用法紧随剂数之后，包括每日剂量、采用剂型（水煎煮、酒泡、打粉、制丸、装胶囊等）、每剂分几次服用、给药途径（内服、外用等）、服用要求（温服、凉服、顿服、慢服、饭前服、饭后服、空腹服等）等内容，例如："每日1剂，水煎400ml，分早晚2次空腹温服"。

对于外用处方，应注明具体的外用用法，如贴患处、外涂、外洗、外敷、熏蒸、熏洗、灌肠等。

3.处方后记内容　后记包括医师签名（手工签名或者电子签名）或者加盖专用签章，药品金额以及审核、调配、核对、发药的药学专业技术人员签名或者加盖专用签章，亦可根据各医疗机构具体需求添列特殊说明或备注。

4.中药饮片处方的书写规则

（1）患者一般情况、临床诊断填写清晰、完整，并与病历记载相一致。

（2）每张处方限于一名患者的用药。

（3）字迹清楚，不得涂改。如需修改，应当在修改处签名并注明修改日期。

（4）药品名称应当使用规范的中文名称书写；医疗机构或者医师、药师不得自行编造药品缩写名称或者使用代号；书写药品名称、剂量、规格、用法、用量要准确规范，药品用法可用规范的中文、英文、拉丁文或者缩写体书写，但不得使用"遵医嘱""自用""带回"等含糊不清字句。

（5）患者年龄应当填写实足年龄，新生儿、婴幼儿写日、月龄，必要时要注明体重。

（6）中药饮片应当单独开具处方。

（7）应当体现"君、臣、佐、使"的特点排列。

（8）调剂、煎煮的特殊要求注明在药品右上方，并加括号，如包煎、先煎、后下等；对饮片的产地、炮制有特殊要求的，应当在药品名称之前写明。

（9）应根据整张处方饮片味数多少选择每行排列的味数，一般选择为每行四味，原则上要求横排及上下排列整齐。

（10）中药饮片剂数应当以"剂"为单位。

（11）中药饮片用法用量应当按照《中华人民共和国药典》规定，无配伍禁忌。如有配伍禁忌时，应当在中药饮片名称上方再次签名；特殊情况需要超剂量使用时，应当注明原因并再次签名。

（12）开具处方后的空白处划一斜线以示处方完毕。

（13）处方医师的签名式样和专用签章应当与院内药学部门留样备查的式样相一致，不得任意改动，否则应当重新登记留样备案。

二、规范性审核要点

医疗机构中，能开具中药饮片处方的医师方可开具中药饮片处方。医师在开具中药饮片处方时，前记、正文、后记书写应规范、完整不缺项、字迹清晰无误，处方具有合法性，处方笺颜色需规范。

1.审核处方前记内容 门诊号或住院号、科别、患者姓名、性别、年龄等应书写完整，患者年龄应当填写实足年龄，新生儿、婴幼儿应写日龄、月龄，必要时要注明体重，以便精准计算中药剂量。

2.审核处方正文内容 处方正文是处方的重要组成部分，其内容包括中药信息和医嘱信息。

（1）审核临床诊断书写是否规范。中药饮片处方必须具有中医临床诊断，包括中医病名和中医证型。病名不清晰的可不写病名，但一定要有证型。证型的标注及是否准确合理，直接影响到用药的准确及疾病的预后。

（2）审核中药饮片处方用名是否规范，是否有笔误，药名不得以拼音、英文缩写、字符、符号等特殊代码代替。

1）医师开具处方时必须使用中药正名。《中药处方格式及书写规范》要求中药饮片名称应当按《中华人民共和国药典》规定准确使用。《中华人民共和国药典》没有规定的，应当按照本省（区、市）或本单位中药饮片处方用名与调剂给付的规定书写。参考优先顺序为：《中华人民共和国药典》《中华人民共和国药典临床用药须知》、各省现行中药饮片炮制规范。临床医师及审核人员须掌握中药的正名、别名以及并开药名。常用中药饮片的正名和别名以及并开药名见表2-1、2-2。

表2-1 常用中药处方的正名和别名

正名	别名	正名	别名
大血藤	红藤、红血藤	大黄	川军、锦纹、将军
牛蒡子	大力子、牛子	甘草	皮草、国老
龙眼肉	桂圆肉	肉苁蓉	淡大芸
决明子	草决明、马蹄决明	补骨脂	破故纸
沙苑子	沙苑蒺藜、潼蒺藜	佩兰	佩兰叶、醒头草
茺蔚子	益母草子、坤草子	牵牛子	黑白丑、二丑
香附	莎草根	重楼	七叶一枝花、蚤休
首乌藤	夜交藤	海螵蛸	乌贼骨
淫羊藿	仙灵脾	续断	接骨草
槟榔	花槟榔、海南子、大腹子	罂粟壳	米壳
三七	田三七、参三七、旱三七	木蝴蝶	玉蝴蝶、千张纸
王不留行	王不留	山豆根	广豆根、南豆根
山药	怀山药、淮山药	天冬	天门冬

续表

正名	别名	正名	别名
瓜蒌	全栝楼、栝楼	白果	银杏
天花粉	栝楼根	丹参	紫丹参
赤小豆	红小豆	升麻	绿升麻
佛手	川佛手、广佛手、佛手柑	牛膝	怀牛膝
诃子	诃子肉、诃黎勒	乌药	台乌药
北沙参	辽沙参、东沙参	南沙参	泡沙参、空沙参
青果	干青果	浙贝母	象贝母
木瓜	宣木瓜	桔梗	苦桔梗
五味子	辽五味子、北五味子	柴胡	北柴胡、南柴胡
茜草	茜草根、红茜草	墨旱莲	旱莲草
白芍	杭白芍、白芍药、芍药	枸杞子	甘枸杞、枸杞
附子	川附片、炮附子	麦冬	麦门冬、杭麦冬
桑叶	霜桑叶、冬桑叶	羌活	两羌活、川羌活
金银花	双花、二花、忍冬花	防己	粉防己、汉防己
辛夷	毛笔头	广防己	木防己
红花	红蓝花、草红花	艾叶	蕲艾、祁艾
西红花	番红花、藏红花	蒺藜	白蒺藜、刺蒺藜
牡蛎	左牡蛎	莱菔子	萝卜子
土鳖虫	地鳖虫、䗪虫	苍术	茅苍术
百部	百部草	砂仁	缩砂仁
郁金	黄郁金、黑郁金	栀子	山栀子
泽泻	福泽泻、建泽泻	白芷	杭白芷、香白芷
当归	全当归、秦当归	细辛	北细辛、辽细辛
延胡索	元胡、玄胡索	前胡	信前胡
青蒿	嫩青蒿	党参	潞党参、台党参
茵陈	绵茵陈	山茱萸	山萸肉、杭山萸
益母草	坤草	独活	川独活、香独活

表2-2　常用中药处方并开药名

并开药名	调配应付	并开药名	调配应付
二门冬	天冬、麦冬	赤白苓或二苓	赤苓、茯苓
二枫藤	青风藤、海风藤	赤白芍或二芍	赤芍、白芍

续表

并开药名	调配应付	并开药名	调配应付
二乌	制川乌、制草乌	苍白术或二术	苍术、白术
二丑	黑丑、白丑	芦茅根	芦根、茅根
苏藿梗	苏梗、藿香梗	谷麦芽或二芽	炒谷芽、炒麦芽
知柏或二母	知母、黄柏	羌独活	羌活、独活
生熟地或二地	生地、熟地	二地丁	黄花地丁、紫花地丁
青陈皮	青皮、陈皮	乳没	制乳香、制没药
二蒺藜	刺蒺藜、沙苑子	生熟谷芽	生谷芽、炒谷芽
枳壳实	枳壳、枳实	生熟麦芽	生麦芽、炒麦芽
潼白蒺藜	刺蒺藜、沙苑子	茯苓神	赤苓、茯神
龙牡	煅龙骨、煅牡蛎	生龙牡	生龙骨、生牡蛎
盐知柏	盐知母、盐黄柏	炒知柏	盐知母、盐黄柏
橘红络	橘红、橘络	生熟稻芽	生稻芽、炒稻芽
猪茯苓	猪苓、茯苓	生熟薏米	生薏苡仁、熟薏苡仁
桃杏仁	桃仁、杏仁	生熟枣仁	生枣仁、炒枣仁
棱术	三棱、莪术	白术芍	炒白术、炒白芍
焦三仙	焦山楂、焦麦芽、焦神曲	焦四仙	焦神曲、焦山楂、焦麦芽、焦槟榔
柴前胡或二胡	柴胡、前胡	腹皮子	大腹皮、生槟榔
全紫苏	紫苏子、紫苏梗、紫苏叶	川怀膝	川牛膝、怀牛膝
白前胡	白前、前胡	藿佩兰	藿香、佩兰
猪茯苓	猪苓、茯苓	砂蔻仁	砂仁、蔻仁
冬瓜皮子	冬瓜皮、冬瓜子	二决明	生决明、决明子
知柏或二母	知母、黄柏		

2）相似药名的中药品种，如山茱萸与吴茱萸，黄芩与黄芪，白芍与赤芍，半枝莲与半边莲，白豆蔻与草豆蔻、肉豆蔻，茯苓与猪苓，五味子与五倍子等，这些中药名相似但功效不同；还有同名异物或者同物异名的中药品种，如防己有粉防己与广防己，沙参有南沙参与北沙参，这些中药功效相似，但其来源不同，所含化学成分完全不一样。审核时需加以注意，认真仔细辨认，并根据医师开具的处方及中医诊断进行分析，判断该方是由什么方剂加减变化而成的，了解该方的功效和适应证，准确判断是否存在笔误，切勿主观臆断。

（3）审核中药饮片处方是否按照"君、臣、佐、使"的顺序排列。审核调剂、煎煮的特殊要求注明在药品右上方，并加括号，具体见表2-3。

表2-3　需特殊煎煮中药表

特殊煎煮类型	中药名称
先煎	龟甲、鳖甲、赭石、石决明、牡蛎、龙骨、磁石、石膏、紫石英、寒水石、自然铜、蛤壳、珍珠母、鹿角霜、瓦楞子、制川乌、制草乌、附子、钟乳石、水牛角、赤石脂、青礞石、金礞石、禹余粮、滑石等
后下	薄荷、砂仁、豆蔻、沉香、苦杏仁（生）、钩藤、番泻叶、徐长卿、青蒿、降香等
包煎	葶苈子、车前子、旋覆花、蒲黄、蛤粉、青黛、马勃、滑石粉、海金沙、儿茶、辛夷等
冲服	三七粉、朱砂粉、熊胆粉、羚羊角粉、琥珀粉、川贝母粉、湖北贝母粉、猪胆粉、鹿茸粉等
烊化	阿胶、鹿角胶、龟甲胶等
另煎	人参、羚羊角片、西洋参、冬虫夏草、鹿茸片、红参等
溶化	芒硝、玄明粉等

（4）审核是否超疗程用药。临床上中药应按照中药药性、《中华人民共和国药典》规定的疗程使用，不得随意服用，应掌握"中病即止"的用药原则。门诊处方一般不得超过7日用量，急诊处方一般不得超过3日用量；对于某些慢性病、老年病或特殊情况，处方用量可适当延长，但医师应当注明理由。

（5）审核毒麻贵细饮片是否按规定开方。另外还需审核处方用语是否规范，不得使用"自用""遵医嘱""带回"等用语，处方修改处，医师需重新签名。

3.审核处方后记内容　审核医师签名信息和收费信息。开具处方的医师须在处方规定处签名或盖章，医师签字要规范，且须与本医疗机构签章备案留样一致。

4.常见中药饮片不规范处方审核问题

（1）处方的前记、正文、后记内容缺项，书写不规范或者字迹难以辨认的。

（2）医师签名签章不规范或者与签名签章的留样不一致的。

（3）新生儿、婴幼儿未写明日、月龄。

（4）处方未按照君、臣、佐、使的顺序排列，调剂、煎煮等有特殊要求的药物未标注或标注不清晰。

（5）中药饮片名称未使用标准规范的中药饮片处方用名，医嘱和病历中名称不一致。

（6）麻醉药品（如罂粟壳）未单独开具红色处方，或红色处方未注明患者身份证明编号、代办人姓名、身份证明编号等。

（7）处方中未写剂数、煎服方法或书写不全、不规范的。

（8）无特殊情况下，门诊处方超过7日用量，急诊处方超过3日用量，慢性病、老年病或特殊情况下需要适当延长处方用量未注明理由的。

（9）处方修改未签名或未注明修改日期的。

（10）开具处方未写临床诊断及中医证型或书写不全的。

（11）具有毒性或毒理作用的中药超剂量使用未注明原因和再次签名。

（12）用法用量使用自用、遵医嘱等含糊不清字句的。

（13）医师书写完备后未在空白处画斜线的。

（14）处方后记的审核、调配、核对、发药栏目无审核调配药师及核对发药药师签名，或者单人值班调剂未执行双签名规定。

三、辨证用药适宜性审核要点

中医药用药最重要的特点之一是"辨证论治"。辨证是辨证论治的基本环节之一，辨证准确是遣药组方的核心，只有辨清疾病的病因、病性和病位，理清病理机制，立法处方才能有的放矢。

不同的病证，选用适宜的药物治疗，方能达到预期效果。由于药物皆有偏性，或寒或热，或补或泻，或升或降，或润或燥等等，因而任何一种中药，对于特定的证候，都是有宜也有忌。临床用之得当，可以其偏性纠正疾病所表现出来的病理偏向；若使用不当，则其偏性可能会反助病势，加重病情或导致新的病理偏向。因此，凡药不对证，药物功效不为病情所需，则有可能导致病情加重、恶化或产生新的疾病，原则上都属于临床用药禁忌的范围。如麻黄辛温，功能发汗解表、疏散风寒，又能宣肺平喘、利尿，故只适宜于外感风寒表实无汗或肺气不宣的喘咳，而对表虚自汗及阴虚盗汗、肺肾虚喘者则应禁止使用。又如黄精甘平，功能滋阴补肺、补脾益气，主要用于肺虚燥咳、脾胃虚弱及肾虚精亏的病证，但因其性质滋腻，易助湿邪，凡脾虚有湿、咳嗽痰多以及中寒便溏者则不宜服用黄精。因此，使用中药需辨证用药。一般而言，除了药性极为平和者无须禁忌外，中药大多都有证候用药禁忌，其内容具体见表2-4。

表2-4 常见中药证候用药禁忌

分类	药名	证候用药禁忌
解表药	桂枝	外感热病、阴虚火旺、血热妄行等证，均当忌用
	生姜	热盛及阴虚内热者忌服
	香薷	表虚有汗及暑热证当忌用
	防风	阴血亏虚及热盛动风者不宜使用
	白芷	阴虚血热者忌服
	藁本	阴血亏虚、肝阳上亢、火热内盛之头痛者忌服
	苍耳子	血虚头痛不宜服用
	辛夷	阴虚火旺者忌服
	薄荷	体虚多汗者不宜使用
	柴胡	阴虚阳亢，肝风内动，阴虚火旺及气机上逆者忌用或慎用
	升麻	麻疹已透、阴虚火旺，以及阴虚阳亢者均当忌用
清热药	石膏	脾胃虚寒及阴虚内热者忌用
	竹叶	阴虚火旺、骨蒸潮热者不宜使用
	淡竹叶	阴虚火旺、骨蒸潮热者不宜使用
	决明子	气虚便溏者不宜用
	黄芩	脾胃虚寒者不宜使用
	黄连	脾胃虚寒者忌用
	黄柏	脾胃虚寒者忌用
	龙胆	脾胃虚寒者忌用
	秦皮	脾胃虚寒者忌用
	苦参	脾胃虚寒及阴虚津伤者忌用或慎用
	金银花	脾胃虚寒及气虚疮疡脓清者忌用
	连翘	脾胃虚寒及气虚脓清者不宜用
	穿心莲	脾胃虚寒者不宜用
	大青叶	脾胃虚寒者忌用
	板蓝根	体虚而无实火热毒者忌服
	紫花地丁	体质虚寒者忌服
	重楼	体虚、无实火热毒者及患阴证疮疡者均不宜服用
	拳参	无实火热毒者不宜用
	鱼腥草	虚寒证及阴性疮疡忌服
	败酱草	脾胃虚弱，食少泄泻者不宜服用
	射干	脾虚便溏者不宜使用
	马勃	风寒袭肺之咳嗽、失音者不宜使用
	白头翁	虚寒泻痢者忌服

续表

分类	药名	证候用药禁忌
清热药	马齿苋	脾胃虚寒、肠滑泄泻者忌用
	半边莲	水肿属阴水者忌用
	白花蛇舌草	阴疽及脾胃虚寒者忌用
	熊胆粉	脾胃虚寒者忌用
	生地黄	脾虚湿滞、腹满便溏者不宜使用
	玄参	脾胃虚寒、食少便溏者不宜使用
	牡丹皮	血虚有寒者不宜使用
	赤芍	血寒经闭者不宜使用
	紫草	脾虚便溏者忌用
	水牛角	脾胃虚寒者忌用
	青蒿	脾胃虚弱、肠滑泄泻者忌用
	白薇	脾胃虚寒、食少便溏者不宜使用
	银柴胡	外感风寒、血虚无热者不宜使用
泻下药	松子仁	脾虚便溏、痰湿壅盛者不宜使用
祛风湿药	木瓜	胃酸过多者不宜服用
	昆明山海棠	体弱者不宜使用
温里药	附子	阴虚阳亢者忌用
	干姜	阴虚内热、血热妄行者忌用
	吴茱萸	阴虚有热者忌用
消食药	槟榔	脾虚便溏、气虚下陷者忌用
止血药	三七	阴虚血热之出血不宜单用
	棕榈炭	出血兼有瘀滞者不宜使用
活血化瘀药	川芎	凡阴虚阳亢之头痛，阴虚火旺、舌红口干，多汗及出血性疾病，不宜使用
	红花	有出血倾向者不宜多用
	虻虫	体虚无瘀、腹泻者不宜使用
	穿山甲	痈肿已溃者忌用
化痰止咳平喘药	芥子	久咳肺虚及阴虚火旺者忌用；消化道溃疡、出血者及皮肤过敏者忌用
	皂荚	咳血、吐血者忌用
	竹沥	寒痰及便溏者忌用
	桔梗	凡气机上逆，呕吐、呛咳、眩晕、阴虚火旺咳血等不宜使用
	龙骨	湿热积滞者不宜使用

分类	药名	证候用药禁忌
平肝息风药	羚羊角	脾虚慢惊者忌用
	牛黄	非实热证不宜使用
补虚药	西洋参	中阳衰微，胃有寒湿者不宜服用
	黄芪	表实邪盛，内有积滞，阴虚阳亢，疮疡初起或溃后热毒尚盛等证，均不宜用
	白术	阴虚内热、津液亏耗者不宜使用
	山药	湿盛中满或有积滞者不宜使用
	甘草	湿盛胀满、水肿者不宜用
	大枣	湿盛中满或有积滞、痰热者不宜服用
	饴糖	湿热内郁、中满吐逆、痰热咳嗽、小儿疳积者不宜服用
	鹿茸	热证、阴虚阳亢者均当忌服
	紫河车	阴虚火旺者不宜单独应用
	淫羊藿	阴虚火旺者不宜使用
	巴戟天	阴虚火旺者不宜使用
	肉苁蓉	阴虚火旺、热结便秘、大便溏泻者不宜服用
	锁阳	阴虚火旺、大便溏泻、热结便秘者不宜服用
	补骨脂	阴虚火旺、大便秘结者忌服
	菟丝子	阴虚火旺、大便燥结、小便短赤者不宜服用
	沙苑子	阴虚火旺、小便不利者不宜服用
	蛤蚧	咳喘实证不宜使用
	核桃仁	阴虚火旺、痰热咳嗽及便溏者不宜服用
	冬虫夏草	有表邪者不宜用
	韭菜子	阴虚火旺者忌服
	阳起石	阴虚火旺者忌用
	海马	阴虚火旺者不宜服用
	当归	湿盛中满、大便溏泻者忌服
	熟地黄	气滞痰多，湿盛中满、食少便溏者忌服
	白芍	阳衰虚寒之证不宜使用
	何首乌	湿痰壅盛者忌用
	龙眼肉	湿盛中满及有停饮、痰、火者忌服
	麦冬	脾胃虚寒、食少便溏，以及外感风寒、痰湿咳嗽者忌服

续表

分类	药名	证候用药禁忌
补虚药	天冬	脾胃虚寒、食少便溏，以及外感风寒、痰湿咳嗽者忌服
	石斛	湿温热尚未化燥伤津者忌服
	黄精	脾虚湿阻、痰湿壅滞、气滞腹满者不宜使用
	黑芝麻	大便溏泻者不宜服用
	龟甲	脾胃虚寒者忌服
	鳖甲	脾胃虚寒者忌服
收涩药	麻黄根	有表邪者忌用
	浮小麦	表邪汗出者忌用
	五味子	表邪未解，内有实热，咳嗽初起，麻疹初期，均不宜用
	乌梅	外有表邪或内有实热积滞者均不宜服
	五倍子	湿热泻痢者忌用
	诃子	外有表邪、内有湿热积滞者忌用
	石榴皮	泻痢初起者忌服
	肉豆蔻	湿热泻痢者忌用
	赤石脂	湿热积滞泻痢者忌服
	禹余粮	湿热积滞泻痢者忌服
	山茱萸	素有湿热而致小便淋涩者不宜服用
	覆盆子	阴虚火旺、膀胱蕴热而小便短涩者忌用
	桑螵蛸	阴虚火旺、膀胱蕴热而小便短涩者忌用
	金樱子	邪气实者不宜使用
涌吐药	甜瓜蒂	体虚、心脏病、吐血、咳血、胃弱及上部无实邪者忌用
	胆矾	体虚者忌服
攻毒杀虫止痒药	硫磺	阴虚火旺者忌服
	蛇床子	阴虚火旺或下焦有湿热者不宜内服

另外，同一中药不同炮制品的功用不同，不同的病症应选择不同的炮制品。如白术炮制品常用的有生白术、土炒白术、焦白术、麸炒白术。生白术以燥湿健脾，利水消肿为主，用于痰饮、水肿及风湿痹痛等证。土炒白术，补脾止泻力胜，用于脾虚食少、泄泻便溏等证。焦白术能缓和燥性，增强健脾作用，用于脾胃不和、运化失常、食少胀满、倦怠乏力、表虚自汗、胎动不安等证。麸炒白术能增强健脾作用，缓和燥性，用于脾虚气短、不思饮食、腹胀等证。因此，审方时也应根据中医辨证判断选用的炮制品是否正确。

四、因人、因时、因地用药适宜性审核要点

因人、因时、因地制宜，是指治疗疾病时，要根据病人、时令、地理等具体情况，制订适宜的治疗方法。疾病的发生和发展变化是由多方面因素所决定的，人的年龄、性别、体质，时令气候变化以及地理环境差异等，对病变都有一定的影响。因此在审方时，除应掌握治疗疾病的一般规律外，还应知常达变，综合考虑以上因素，做到区别对待，灵活处理。

1.因人制宜 因人制宜是根据病人的年龄、性别、体质等不同特点，来制订适宜的治法、选用适宜的方药和剂量。如山豆根具清热解毒、利咽消肿的功效，但脾胃虚寒者服之，则易引起呕吐、腹泻等症状。幼儿、老人或脏腑功能较差等病人的药物代谢能力不全或衰退，机体耐受性较差，易发生药物蓄积，引起毒性反应，应禁用或慎用作用峻猛、易损伤正气及对脏腑功能可能有损害的中药，确需使用的注意用量要轻。

一般老年人、小儿、妇女产后及体质虚弱的病人，都要减少用量，成人及平素体质壮实的患者用量宜重。小儿用量为方便计算，可采用下列比例用药：新生儿用成人量的1/6，乳婴儿用成人量的1/3，幼儿用成人量的1/2，学龄儿童用成人量的2/3或接近成人用量。小儿一般病例可按上述比例拟定药物剂量，但若病情急重则不受此限制。

妊娠禁忌也是不可忽视的一个重要方面，对育龄妇女应详细询问是否怀孕或预期怀孕，孕妇应避免使用妊娠禁忌药。《备急千金要方》论曰："夫妇人之别有方者，以其胎妊、生产、崩伤之异故也。是以妇人之病，比之男子十倍难疗。经言，妇人者，众阴所集，常与湿居，十四以上，阴气浮溢，百想经心，内伤五脏，外损姿颜，月水去留，前后交互，瘀血停凝，中道断绝，其中伤堕不可具论矣。生熟二脏，虚实交错，恶血内漏，气脉损竭，或饮食无度，损伤非一，或疮痍未愈，便合阴阳，或便利于悬厕之上，风从下入，便成十二痼疾，所以妇人别立方也。若是四时节气为病，虚实冷热为患者，故与丈夫同也。惟怀胎妊而挟病者，避其毒药耳。"因此，妇女妊娠时期要避免使用有损胎气的药物。

在众多的妊娠禁忌药中，不同的药物对妊娠的危害程度是有所不同的，因而在临床上也应区别对待。一般可分为"禁用"和"慎用"两类。"禁用"大多数是毒性较强或药性猛烈的药物，服用后可导致滑胎或死胎等；"慎用"

则主要是指攻下药、温里药、行气药、活血祛瘀药中的部分药，没有毒性，但药性猛烈或"下行"容易损伤胎气。药师在审方时若发现妊娠"禁用"中药，应予以拒配；发现妊娠"慎用"的中药，应与处方医师联系并给予提醒，非必要时应尽量避免使用，以免发生医疗事故，如实属临床需要，重新签字后方可调配。特殊人群用药审核在本书第六章详细介绍，在此不做赘述。

2.因时制宜　因时制宜是根据不同季节的气候特点，来制订适宜的治法、选用适宜的方药。四时气候的变化，对人体生理活动、病理变化都会产生一定的影响，所以治疗疾病时必须考虑时令气候的特点，注意治疗宜忌。如春夏季节，气候由温转热，阳气生发，人体腠理疏松开泄，即使外感风寒致病，也不宜过用辛温发散之品，以免开泄太过，耗伤气阴；秋冬季节，气候由凉转寒，阴盛阳衰，人体腠理致密，此时若非大热之证，应当慎用寒凉药物，以免寒凉太过，损伤阳气。《素问·六元正纪大论》指出："用寒远寒，用凉远凉，用温远温，用热远热，食宜同法。"指出治疗用药或选择食物必须根据四季气候变化来加以调整。此外暑热季节，湿气亦重，暑邪常兼夹湿邪致病，形成暑湿夹杂证，所以暑天治病要注意解暑化湿；秋天气候干燥，最易外感燥邪致病，故秋天治病要注意多用滋润生津之品，而慎用辛燥劫津之药。

3.因地制宜　因地制宜是根据不同地区的地理环境特点，来制订适宜的治法、选用适宜的方药。不同的地区，由于地势高下、物产差异、气候寒热以及居民饮食习惯不同等因素，导致人的体质和发病后的病理变化不尽相同，因此治疗用药也应有所区别。例如我国西北地区，地处高原，气候寒冷少雨，病多风寒或凉燥，治疗宜温热或润燥；东南地区，地势低下，气候温暖潮湿，病多温热或湿热，治疗宜清热或化湿，即使出现相同的病证，在具体的治疗用药方面，亦应考虑不同地区的特点。如外感风寒表证，西北地区气候严寒，人们腠理多致密，可重用辛温解表药；东南地区气候温热，人们腠理多疏松，选用辛温解表药宜轻。

五、配伍适宜性审核要点

合理的中药配伍可调整药物偏性，增强疗效和降低毒性。反之，配伍不当可使药效降低，甚至产生毒副作用。因此，为了确保临床疗效，安全用药，避免毒副作用的发生，审方药师需审核中药有无配伍禁忌。所谓配伍禁忌，就是指某些中药合用会产生或增强剧烈的毒副作用或降低、破坏药效，应避免配伍使用，即《神农本草经》所谓"勿用相恶、相反者"。

"十八反"最早见于金·张子和《儒门事亲》："本草明言十八反，半蒌贝蔹及攻乌，藻戟遂芫俱战草，诸参辛芍叛藜芦。"共载相反中药18种，即：乌头（包括川乌、草乌、附子）反浙贝母、川贝母、平贝母、伊贝母、湖北贝母、瓜蒌、瓜蒌皮、瓜蒌子、天花粉、半夏、白及、白蔹；甘草反甘遂、京大戟、红大戟、海藻、芫花；藜芦反人参、西洋参、党参、丹参、玄参、南沙参、北沙参、苦参、细辛、白芍、赤芍。

"十九畏"首见于明·刘纯《医经小学》："硫黄原是火中精，朴硝一见便相争，水银莫与砒霜见，狼毒最怕密陀僧，巴豆性烈最为上，偏与牵牛不顺情，丁香莫与郁金见，牙硝难合京三棱，川乌、草乌不顺犀，人参最怕五灵脂，官桂善能调冷气，若逢石脂便相欺，大凡修合看顺逆，炮爁炙煿莫相依。"指出了19个相畏的药物：硫黄畏朴硝（芒硝），水银畏砒霜，狼毒畏密陀僧，巴豆畏牵牛子，丁香畏郁金，川乌、草乌畏犀角，牙硝（芒硝）畏三棱，官桂（肉桂）畏赤石脂，人参畏五灵脂。

因此，审方时应注意审核是否存在"十八反""十九畏"等配伍禁忌。虽然现代临床实践中含十八反、十九畏中药配伍的处方不在少数，这些处方主要是用于肿瘤、中风、痈疽、瘰疬等疑难杂症，但医师在用药经验不足的情况下，应尽量避免使用。中药师在审方时，发现存在该配伍禁忌时，应根据《处方管理办法》规定，拒绝调配。若必须使用相反或相畏等药对，需医师再次签字确认方可调配。

六、用法用量适宜性审核要点

1.审核用法适宜性　中药的用法是指中药的应用方法，其内容较为广泛。中药饮片临床使用以汤剂内服为主，临床使用时还可根据药物性质、病情的需要、使用部位等选择合适的其他给药途径，如外洗、熏蒸等，同时选择合适的给药温度、给药时间、给药次数。

（1）审核给药途径和温度　中药常见服用方法为内服法和外用法。中药汤剂一般宜温服，但解表药要偏热服，服后还须温覆盖好衣被，或进热粥，以助汗出；寒证用热药宜热服，热证用寒药宜冷服。如出现真热假寒当寒药温服，真寒假热者则当热药冷服，以防格拒药势，此即《黄帝内经》所谓

"治热以寒，温以行之；治寒以热，凉以行之"的服药方法。

中药外用法主要有贴敷、灌肠、外涂、外洗、熏洗、熏蒸、药枕疗法及药浴疗法等。中药外用时温度应适宜，不宜过热，以免烫伤皮肤。特别注意外用药物不可内服，且患有心脏病、急性脑血管意外、动脉硬化症、严重出血者、急性传染病患者、有开放性创口等患者禁用中药熏蒸，疾病发作期间的病人不宜进行敷贴治疗等。

（2）审核给药时间和次数 适时服药是合理用药的重要方面，也是保证药效的重要方面，具体服药时间应根据肠胃状况、病情需要、药物特性确定。汤剂一般每日1剂，煎2次分服，早、晚各服1次，2次间隔时间为4~6小时。临床用药时还可根据病情增减，如急性病、热性病可每日2剂。至于饭前还是饭后服则主要决定于病变部位和性质。一般来讲，病在胸膈以上者如眩晕、头痛、目疾、咽痛等宜饭后服；如病在胸腹以下，如胃、肝、肾等脏疾患，则宜饭前服。某些对胃肠有刺激性的药物宜饭后服；补益药多滋腻碍胃，宜空腹服；治疟药宜在疟疾发作前的两小时服用；安神药宜睡前服；慢性病定时服；急性病、呕吐、惊厥及石淋，咽喉病须煎汤代茶饮者，均可不定时服。

服药次数一般分为分服法、顿服法、频服法和连服法。临床最常采用每日2次的分服法。年老体弱或病久体虚，因其正气虚弱，宜采用少量多次的分服法，一剂药分3~4次服用。顿服法用于发病急、正气未虚的急危重症的抢救，年老体弱者慎用。连服法目的是短时间内使体内药物浓度达到较高的水平，更好地发挥药效，如治疗小儿流行性乙型脑炎、败血症等多采用此法。频服法多用于治疗上部疾病，如治疗咽喉疾病的药剂多是频服。

2.审核用量适宜性 《中华人民共和国药典》明确标注了单味中药饮片剂量的范围，临床上应依据中药的性质、患者的具体情况等灵活使用。一般来讲，审核中药的剂量，应注意以下几点。

（1）毒性大或作用峻烈的药物，应严格审核剂量，中病即止，防止过量或蓄积中毒；开具《医疗用毒性药品管理办法》中的28种毒性中药饮片时，严禁超剂量使用，一次处方不得超过二日极量，审核时若发现超过规定剂量应由医师再次签字确认。毒性中药的审核在本书第三章详细介绍，在此不做赘述。

此外，花、叶、皮、枝等量轻质松及性味浓厚、作用较强的药物用量宜小；矿物、介壳等质重沉坠及性味淡薄、作用温和的药物用量宜大；新鲜的动植物药因含水分较多，故用量宜大（一般为干品的2~4倍），而干燥的动植物药则用量相对较小；过于苦寒的药物也不可久服过量，免伤脾胃；羚羊角、麝香、牛黄、鹿茸、冬虫夏草等贵重药材，在保证药效的前提下应尽量减少用量。普通中药饮片单味剂量应根据《中华人民共和国药典》及各省市中药饮片炮制规范相关饮片下的剂量范围确定，医师可根据病情需要，调整剂量大小。处方剂量一般应控制在240g以内，原则上不能超过300g。

（2）临床用药时，由于用药目的不同，同一药物的用量也有不同。如人参用以补益脾肺之气、生津止渴、安神益智的常用剂量为3~9g，而用以大补元气、急救虚脱则须15~30g。另外，一般病情轻、病势缓、病程长者用量宜小；病情重、病势急、病程短者用量宜大。

（四）常见中药饮片不适宜处方审核问题

1.中药饮片处方用药与中医诊断（病名和证型）不符。

2.遴选的药品不适宜。

3.用法（给药途径、给药途径、服用要求等）、用量不适宜。

4.存在配伍禁忌。

5.其他用药不适宜情况。

七、中药配方颗粒处方审核特点

（一）中药配方颗粒定义

中药配方颗粒是中药饮片的重要补充。中药配方颗粒是由单味中药饮片经水提、分离、浓缩、干燥、制粒而成的颗粒，在中医药理论指导下，按照中医临床处方调配后，供患者冲服使用。中药配方颗粒处方类同中药饮片处方，由具有中药饮片处方权的医师为患者开具的载有中药配方颗粒名称、剂量、用法用量等内容的书面文件，具有处方的法律地位。中药配方颗粒处方用名应符合《中药饮片处方用名规范》（T/CACM1361-2021）。根据《关于结束中药配方颗粒试点工作的公告》规定，中药配方颗粒的质量监管纳入中药饮片管理范畴。

（二）中药配方颗粒临床应用

中药配方颗粒源于中药饮片，但又是中药饮片的深加工品，两者同中有异。中药配方颗粒不是对中药饮片的替代，而是在临床应用上给医生和患者多一种选择。根据《中药配方颗粒调剂技术规范专家共识（2022年版）》，在处方中，中药配方颗粒剂量与中药饮片剂量一致，开具中药配方颗粒处方时医师仍按照中药饮片的剂量开具。因中药配方颗粒仅供配方用，原则上按照中国药典和部颁标准所规定的相应剂量使用，或遵医嘱。如有特殊规定，应说明理由。根据国家药典委员会，现国家已公示部分中药配方颗粒标准，与中药饮片之间的剂量换算见表2-5，暂无国家药品标准的中药配方颗粒根据各厂家规格进行换算。

表2-5 中药配方颗粒国家药品标准与中药饮片换算标准

序号	品名	每1克颗粒相当饮片量（克）	序号	品名	每1克颗粒相当饮片量（克）
1	矮地茶	6	25	白鲜皮	3.7
2	炒莱菔子	5	26	络石藤	5.5
3	巴戟天	1.4	27	白芷（白芷）	3
4	荔枝核	6.5	28	麻黄（草麻黄）	5
5	制巴戟天	1.3	29	白芷（杭白芷）	4
6	盐荔枝核	6	30	蜜麻黄（草麻黄）	2.8
7	百部（对叶百部）	1.4	31	白术	1.3
8	连翘（青翘）	3.3	32	玫瑰花	3.7
9	蜜百部（对叶百部）	1.2	33	麸炒白术	1.2
10	两面针	12	34	密蒙花	4
11	百合（卷丹）	5	35	板蓝根	2
12	灵芝（赤芝）	12.5	36	墨旱莲	4.5
13	蜜百合（卷丹）	4	37	半枝莲	4
14	龙胆（坚龙胆）	2.2	38	木蝴蝶	5.5
15	白茅根	2.5	39	北沙参	2.5
16	龙胆（龙胆）	2.2	40	木棉花	4
17	白前（柳叶白前）	4	41	萆薢	5
18	龙脷叶	2.5	42	木香	1.3
19	白芍	4.5	43	萹蓄	5
20	鹿衔草（鹿蹄草）	6.2	44	木贼	5.5
21	炒白芍	4.5	45	醋鳖甲	6
22	罗布麻叶	4	46	牛蒡子	5
23	酒白芍	4.5	47	槟榔	10
24	罗汉果	2	48	炒牛蒡子	5

序号	品名	每1克颗粒相当饮片量（克）	序号	品名	每1克颗粒相当饮片量（克）
49	炒槟榔	10	80	醋青皮（四花青皮）	3.5
50	女贞子	3.3	81	陈皮	2
51	焦槟榔	10	82	醋青皮（个青皮）	3.5
52	酒女贞子	2.6	83	赤芍（芍药）	3.3
53	薄荷	3.7	84	青葙子	5
54	牛膝	1.3	85	赤芍（川赤芍）	3
55	补骨脂	6.7	86	瞿麦（石竹）	5
56	南五味子	3	87	赤小豆（赤豆）	6.5
57	盐补骨脂	5	88	忍冬藤	6.5
58	枇杷叶	4	89	赤小豆（赤小豆）	6.5
59	布渣叶	6	90	肉苁蓉（管花肉苁蓉）	2.2
60	蜜枇杷叶	2.5	91	川牛膝	1.5
61	炒苍耳子	10	92	肉桂	5.5
62	蒲公英（碱地蒲公英）	3.7	93	酒川牛膝	1.5
63	苍术（北苍术）	2.7	94	人参	2.5
64	前胡	3.5	95	穿心莲	5
65	麸炒苍术（北苍术）	2	96	桑白皮	4.5
66	牵牛子（裂叶牵牛）	8	97	川芎	3
67	侧柏叶	6	98	蜜桑白皮	2.5
68	炒牵牛子（裂叶牵牛）	6.5	99	刺五加	9.1
69	侧柏炭	5	100	桑寄生	6
70	秦艽（粗茎秦艽）	1.8	101	酒苁蓉（管花肉苁蓉）	2.1
71	北柴胡	4	102	桑椹	1.8
72	秦皮（尖叶白蜡树）	9	103	酒苁蓉（肉苁蓉）	1.6
73	醋北柴胡	3.5	104	桑叶	4
74	青蒿	5.5	105	大黄（药用大黄）	4
75	车前草（车前）	4.5	106	桑枝	10
76	青皮（个青皮）	3.5	107	大黄（掌叶大黄）	3
77	车前子（车前）	5	108	沙苑子	5
78	青皮（四花青皮）	3.5	109	熟大黄（药用大黄）	3
79	盐车前子（车前）	5	110	盐沙苑子	5

序号	品名	每1克颗粒相当饮片量（克）	序号	品名	每1克颗粒相当饮片量（克）
111	大黄（唐古特大黄）	4.5	142	熟大黄（掌叶大黄）	2.6
112	山豆根	4	143	地龙（参环毛蚓）	4
113	酒大黄（唐古特大黄）	4	144	苏木	10
114	炒山楂（山里红）	2	145	地榆炭（地榆）	5
115	酒大黄（药用大黄）	4	146	酸枣仁	4
116	山楂（山里红）	2	147	独活	1.7
117	酒大黄（掌叶大黄）	3	148	炒酸枣仁	4
118	焦山楂（山里红）	2	149	杜仲	6
119	大蓟	4	150	山银花（灰毡毛忍冬）	2.5
120	山萸肉	1.2	151	盐杜仲	5
121	大青叶	2.5	152	太子参	3.1
122	酒萸肉	1.2	153	鹅不食草	3.7
123	大枣	1.2	154	桃仁（桃）	5
124	蛇床子	6	155	防风	2
125	丹参	2	156	桃仁（山桃）	4.5
126	川射干	3	157	防己	4.5
127	酒丹参	2	158	燀桃仁（桃）	6
128	射干	3	159	粉葛	3.2
129	淡竹叶	6	160	炒桃仁（桃）	6
130	生姜	12.5	161	佛手	1.6
131	当归	1.5	162	炒桃仁（山桃）	4.5
132	升麻（大三叶升麻）	5	163	覆盆子	5
133	酒当归	1.5	164	天花粉（栝楼）	4.5
134	石榴皮	1.6	165	甘草（甘草）	3
135	党参（党参）	1	166	天麻	4
136	石韦（有柄石韦）	4.5	167	炙甘草（甘草）	2
137	地肤子	7.5	168	葶苈子（播娘蒿）	6
138	首乌藤	6	169	炙甘草（胀果甘草）	2.5
139	生地黄	1.4	170	炒葶苈子（播娘蒿）	6
140	熟大黄（唐古特大黄）	3.6	171	干姜	6
141	熟地黄	1.3	172	土鳖虫（地鳖）	3.5

序号	品名	每1克颗粒相当饮片量（克）	序号	品名	每1克颗粒相当饮片量（克）
173	炮姜	8.3	204	香橼（香圆）	2
174	土茯苓	4	205	虎杖	4.5
175	藁本（辽藁本）	3.5	206	小蓟	4
176	菟丝子（南方菟丝子）	5	207	化橘红（柚）	2
177	葛根	2.5	208	辛夷（望春花）	6
178	盐菟丝子（南方菟丝子）	4.5	209	炒槐花（槐花）	2.4
179	钩藤（钩藤）	8	210	酒续断	2.2
180	王不留行	10	211	槐花（槐花）	3
181	骨碎补	6.5	212	续断	2.5
182	炒王不留行	8	213	黄柏	5
183	烫骨碎补	6.5	214	盐续断	2.5
184	乌梅	2.6	215	盐黄柏	4
185	瓜蒌子（栝楼）	7.1	216	旋覆花（旋覆花）	4.5
186	五味子	1.6	217	黄连（黄连）	4.5
187	瓜蒌（栝楼）	1.6	218	蜜旋覆花（旋覆花）	3
188	醋五味子	1.5	219	酒黄连（黄连）	3.6
189	广藿香	7	220	玄参	1.5
190	乌药	10	221	黄芪（蒙古黄芪）	2.5
191	广金钱草	7	222	延胡索	4.5
192	吴茱萸（吴茱萸）	3.3	223	炙黄芪（蒙古黄芪）	1.6
193	合欢花（合欢花）	4	224	醋延胡索	4.5
194	制吴茱萸（吴茱萸）	3	225	黄芩	2.2
195	合欢皮	10	226	野菊花	4
196	夏枯草	6.5	227	酒黄芩	2.2
197	荷叶	5	228	益母草	5.5
198	仙鹤草	6	229	火麻仁	3.5
199	红花	2.2	230	麸炒薏苡仁	5
200	香附	5	231	炒火麻仁	3.2
201	厚朴（厚朴）	8	232	茵陈［滨蒿（绵茵陈）］	4.5
202	醋香附	4	233	何首乌	6.7
203	姜厚朴（厚朴）	8	234	淫羊藿（淫羊藿）	5

序号	品名	每1克颗粒相当饮片量（克）	序号	品名	每1克颗粒相当饮片量（克）
235	制何首乌	4	260	麸炒枳壳	3
236	炙淫羊藿（淫羊藿）	6.5	261	荆芥	5.7
237	红景天	3	262	枳实（酸橙）	3.3
238	鱼腥草	5	263	橘红	2.3
239	槐角	3.5	264	麸炒枳实（酸橙）	3.3
240	远志（远志）	2.4	265	菊花	3.5
241	蜜槐角	1.5	266	焦栀子	3
242	制远志（远志）	2.3	267	筋骨草	4
243	积雪草	3.7	268	栀子	3
244	月季花	3.7	269	锦灯笼	4
245	鸡血藤	5.5	270	炒栀子	3
246	泽兰	5	271	苦参	5
247	姜黄	5.5	272	紫花地丁	4
248	盐泽泻（东方泽泻）	3.3	273	燀苦杏仁（西伯利亚杏）	6.5
249	蒺藜	6	274	紫菀	1.5
250	泽泻（泽泻）	4	275	苦杏仁（西伯利亚杏）	6
251	炒蒺藜	6.5	276	蜜紫菀	1.2
252	浙贝母	4	277	炒苦杏仁（西伯利亚杏）	6
253	桔梗	1.5	278	紫苏梗	10
254	知母	1.8	279	款冬花	1.5
255	金钱草	4	280	紫苏子	12
256	盐知母	1.7	281	蜜款冬花	1.2
257	金银花	3	282	炒紫苏子	8
258	枳壳	3.5	283	莱菔子	5
259	金樱子肉	2	284	肿节风	7.5

（三）中药配方颗粒处方审核特点

中药配方颗粒处方审核除应参照《医疗机构处方审核规范》（国卫办医发〔2018〕14号）进行外，还应按照《中药饮片临床应用规范》（T/CACM 1362-2021）的要求对中药配方颗粒合理用药的内容及特点进行审核。因此，中药配方颗粒的审核要点参照中药饮片审核要点。主要审核特点是：

1.医生开具处方用量时，应以克（g）为单位，不得仅以"包""袋""盒"等剂量表述不清的包装为单位。

2.医生开具中药处方时，不得混用中药饮片与中药配方颗粒。

3.配方颗粒无需煎煮，中药饮片需要进行煎煮。配方颗粒由中药饮片加工而成，实行单味定量包装，服用时无需进行煎煮，即服即冲，省去群药"共煎"的繁琐环节，减少合煎过程中的不良反应。

另外，建议中药配方颗粒服用时，将每日药量的各味配方颗粒全部混合在同一容器，用200～300ml的开水冲服，分早晚两次服用；或可将每味药物等份均分为早晚各一份，每次使用时用100～150ml的开水冲服，即服1次冲1次，小儿减量。冲服时如溶解不完全，可搅拌摇匀。

第三节　审方案例及分析

案例 ①

【处方描述】

（1）患者信息

性别：男　　年龄：2岁

（2）临床诊断：咳嗽

（3）处方内容

燀苦杏仁6g	防风5g	炒麦芽10g	毛冬青5g
炒僵蚕5g	薄荷5g（后下）	桔梗5g	紫苏叶5g（后下）
枇杷叶5g	炒苍耳子3g	毛笔头5g	炙甘草3g
共3剂，温服			

【处方问题】

不规范处方：幼儿未写明月龄；中医证型诊断缺项；中药饮片名称未使用标准规范的处方用名；未按要求标注药物煎煮等特殊要求；处方中煎服方法书写不规范的。

【处方分析】

根据《处方管理办法》《中药处方格式及书写规范》，该处方存在以下不规范问题。

（1）新生儿、婴幼儿需写明月龄，必要时要注明体重。其中，从出生到1个月用日龄表示，如：15天；大于1个月、小于12个月用月龄表示，如：9个月；大于1岁、小于3岁用年龄加月龄表示，如：1岁5个月。

（2）中药处方的中医诊断需包括病名和证型（病名不明确的可不写病名），应填写清晰、完整，并与病历记载一致。该中药饮片处方的中医诊断只有病名没有证型，中医证型是临床医师通过中医药理论，辨清、概括并判断患者疾病为某种性质证候的诊断结论。中医证型诊断缺项将无法判断所开具的组方功效与疾病证型是否相符。

（3）毛笔头是辛夷的别名，未使用标准规范的处方用名，应使用《中华人民共和国药典》规范用名"辛夷"。

（4）辛夷在煎煮时有绒毛落在药液中，服用时会刺激咽喉，处方中应标注"包煎"。

（5）中药处方煎服法需写明剂数、每日剂量、每剂分几次服用、用药方法、服用要求等，如"共3剂，每日一剂，水煎150ml，分早晚2次饭后温服"。

【干预建议】

建议医师补充患者日、月龄及中医证型；按照《中华人民共和国药典》修改中药饮片标准规范用名；补充特殊煎煮标注，辛夷应在右上角标注"包煎"；补充处方煎服法。

案例 ❷

【处方描述】

（1）患者信息

性别：男　　年龄：32岁

（2）临床诊断：右眼变应性结膜炎

（3）处方内容

薏仁10g	秦皮6g	苦参6g	菊花配方颗粒2袋
夏枯草8g	枸杞子8g	炒蔓荆子8g	盐覆盆子6g
干石斛8g	炒决明子10g	吐丝子10g	炙甘草6g

共30剂，每日一剂，水煎250ml，分早晚2次饭后温服

【处方问题】

不规范处方：临床诊断书写不全；中药饮片与中药配方颗粒不得混用；中药饮片名称未使用标准规范的中药饮片处方用名；无特殊情况下，门诊处方超过7日用量。

【处方分析】

（1）根据《中药处方格式及书写规范》要求，中药处方的中医诊断需包括病名和证型（病名不明确的可不写病名），应填写清晰、完整，并与病历记载相一致。该中药饮片处方的中医诊断只有病名没有证型，中医证型是临床医师通过中医药理论，辨清、概括并判断患者疾病为某种性质证候的诊断结论。中医证型诊断缺项将无法判断所开具的组方功效与疾病证型是否相符。

（2）根据《关于规范医疗机构中药配方颗粒临床使用的通知》规定，医生开具中药处方时，原则上不得混用中药饮片与中药配方颗粒；另外，根据《中药配方颗粒调剂技术规范专家共识》（2022年版），在中药配方颗粒处方中，中药配方颗粒剂量与中药饮片剂量一致，开具中药配方颗粒处方时应按照中药饮片的剂量开具。

（3）中药饮片名称应当按《中华人民共和国药典》规定准确使用，药典没有规定的，应当按照本省（区、市）或本单位中药饮片处方用名与调剂给付的规定书写。该处方中，吐丝子是菟丝子的别名，非规范用名。

（4）无特殊情况下，门诊处方超过7日用量，急诊处方超过3日用量，慢性病、老年病或特殊情况下需要适当延长处方用量未注明理由的。该处方开具30剂未注明延长用量理由。

【干预建议】

建议医师补充中医证型及修改处方用药，并按《中华人民共和国药典》修改中药饮片标准规范用名；处方超疗程需注明延长处方用量理由。

案例 3

【处方描述】

（1）患者信息

性别：女　　年龄：70岁

（2）临床诊断：哮喘［肺气亏虚证］

（3）处方内容

黄芪20g	太子参20g	麦冬15g	麻黄10g
燀苦杏仁10g	炒牛蒡子15g	连翘15g	炒僵蚕10g
姜厚朴10g	蜜旋覆花10g	玄参15g	赭石10g
蝉蜕10g	炙甘草10g		

共7剂，每日一剂，水煎250ml，分早晚2次饭后温服

【处方问题】

不规范处方：处方未按要求标注药物调剂、煎煮等特殊要求。用药不适宜处方：遴选麻黄炮制品不适宜。

【处方分析】

（1）旋覆花因有绒毛，易刺激咽喉作痒而致呛咳、呕吐，须包煎。赭石属于矿物类药物，其一些有效成分难溶于水，应打碎先煎20～30分钟，再下其他药物同煎，以使有效成分充分析出。

（2）麻黄生品发散力强，长于发汗解表，利水消肿，常用于治疗外感风寒表实证及风水水肿。蜜麻黄辛散之性已缓，偏于温润，长于宣肺止咳平喘。患者为哮喘病，应选用蜜麻黄。

【干预建议】

建议医师补充特殊煎煮标注，旋覆花应在右上角标注"包煎"，赭石应在右上角标注"先煎"，并将麻黄改为蜜麻黄。

案例 ❹

【处方描述】

（1）患者信息

性别：女　　年龄：34岁

（2）临床诊断：月经不调［血热证］

（3）处方内容

桂枝10g	茯苓10g	牡丹皮10g	燀桃仁10g
赤芍10g			

共4剂，每日一剂，水煎400ml，分早晚2次饭后温服

【处方问题】

用药不适宜处方：用药与中医证型不符。

【处方分析】

该方为桂枝茯苓丸，功效为活血化瘀，缓消癥块。主治瘀阻胞宫证。用于妇人素有癥块，妊娠漏下不止，或胎动不安，血色紫黑晦暗，腹痛拒按，或经闭腹痛，或产后恶露不尽而腹痛拒按者。患者中医证型为血热证，血热则会导致血液运行加快，在阳气的推动下会导致经量过多。而该方活血化瘀，血热证患者服用后可能会导致出血量增多。

【干预建议】

建议医师根据患者辨证情况补充诊断或重新开具处方。

案例 ⑤

【处方描述】

（1）患者信息

性别：女　　年龄：51岁

（2）临床诊断：不寐［心火亢盛证］

（3）处方内容

党参片15g	茯苓15g	玄参10g	丹参10g
桔梗10g	制远志15g	当归10g	醋五味子10g
麦冬10g	天冬10g	柏子仁10g	炒酸枣仁10g
地黄10g			

共7剂，每日一剂，水煎400ml，分早晚2次饭后温服

【处方问题】

用药不适宜处方：用药与中医证型不符。

【处方分析】

该方为天王补心丹加减而成，功效为滋阴清热，养血安神。主治阴虚血少，神志不安证。用于心悸怔忡，虚烦失眠，神疲健忘或梦遗，手足心热，口舌生疮等。患者中医证型为心火亢盛证，治以清心泻火。该组方功效与该患者中医证型不符，心火亢盛证的不寐病可选用朱砂安神丸。

【干预建议】

建议医师根据患者辨证情况补充诊断或重新开具处方。

案例 6

【处方描述】

（1）患者信息

性别：男　　年龄：67 岁

（2）临床诊断：冠心病；咳嗽［肺虚证］

（3）处方内容

白芷 15g	紫苏叶 15g ^{（后下）}	防风 10g	野菊花 10g
丹参 15g	广藿香 15g ^{（后下）}	蒸陈皮 15g	黄芪 20g
白术 15g	知母 15g		

共 4 剂，每日一剂，水煎 300ml，分早晚 2 次饭后温服

【处方问题】

用药不适宜处方：用药与中医证型不符。

【处方分析】

患者中医证型为［肺虚证］，治疗应以补益肺气为主，而该方中中药以解表药为主，同时加野菊花清热解毒，陈皮止咳化痰，白术健脾益气，知母治肺热燥咳，丹参清心除烦，主要功效为解表化湿，理气和中，主治外感风寒咳嗽。该方用药与肺虚证不符，如使用此方可导致治疗无效。肺虚咳嗽可用补肺汤或人参胡桃汤。

【干预建议】

建议医师根据患者辨证情况补充诊断或重新开具处方。

案例 7

【处方描述】

（1）患者信息

性别：女　　年龄：41 岁

（2）临床诊断：上呼吸道疾病；咳嗽［气虚痰结证］

（3）处方内容

蜜麻黄10g	甘草片10g	前胡10g	紫苏叶10g^{（后下）}
燀苦杏仁10g	款冬花10g	枇杷叶10g	蒸陈皮10g
浙贝母10g	百部10g	桔梗10g	

共3剂，每日一剂，水煎400ml，分早晚2次饭后温服

【处方问题】

用药不适宜处方：用药与中医证型不符。

【处方分析】

患者中医证型为［气虚痰结证］，而开具的中药方剂组成主治风寒咳嗽，有祛痰止咳的效果，气虚痰结证为气虚而痰浊留结脏腑形体所致证候，可见咳喘咯痰，应治以健脾益气，豁痰散结法。该方用药与气虚痰瘀证不符，如使用此方可导致治疗无效。

【干预建议】

建议医师根据患者辨证情况补充诊断或重新开具处方。

案例 ⑧

【处方描述】

（1）患者信息

性别：女　　年龄：37岁

（2）临床诊断：痹证［气滞血瘀证］

（3）处方内容

茯苓10g	党参片10g	麸炒白术10g	麸炒薏苡仁10g
炒白扁豆10g	莲子10g	砂仁10g^{（后下）}	山药10g
桔梗10g	大枣10g	炙甘草10g	

共5剂，每日一剂，水煎400ml，分早晚2次饭后温服

【处方问题】

用药不适宜处方：用药与中医证型不符。

【处方分析】

该方为参苓白术散加减而成，功效补脾胃，益肺气，用于脾胃虚弱，食

少便溏，气短咳嗽，肢倦乏力。患者中医证型为气滞血瘀，组方功效与中医证型诊断不相符。

【干预建议】

建议医师根据患者辨证情况补充诊断或重新开具处方。

案例 ❾

【处方描述】

（1）患者信息

性别：女　　年龄：22 岁

（2）临床诊断：鼻衄［脾虚湿困证］

（3）处方内容

桑白皮 15g	牡丹皮 15g	赤芍 15g	黄芩片 10g
麦冬 15g	白茅根 30g	地骨皮 15g	甘草片 5g
辛夷 10g^{（包煎）}	白芷 10g	玫瑰花 15g	

共 3 剂，每日一剂，水煎 300ml，分早晚 2 次饭后半小时温服

【处方问题】

用药不适宜处方：用药与中医证型不符。

【处方分析】

患者中医证型为［脾虚湿困证］，应治以健脾利湿法，而该自拟方中所开中药多为清热药和凉血止血药，虽止血功效对症鼻衄但与脾虚湿困证不符，如使用此方可导致治疗无效。且诸如桑白皮、牡丹皮、白茅根等清热药性多寒凉，易伤脾胃，脾虚湿困者用后可能出现食少便溏等不良反应。

【干预建议】

建议医师根据患者辨证情况补充诊断或重新开具处方。

案例 ❿

【处方描述】

（1）患者信息

性别：女　　年龄：44 岁

（2）临床诊断：悬饮病［湿热蕴结证］

（3）处方内容

黄芪20g	桔梗10g	连翘10g	炙麻黄8g
焯苦杏仁8g	薏苡仁15g	姜半夏10g	茯苓20g
炒葶苈子15g^{（包煎）}	芦根15g	陈皮10g	甘草片8g

炒牛蒡子15g^(包煎)

共30剂，每日一剂，水煎400ml，分早晚2次饭前温服

【处方问题】

用药不适宜处方：用法（给药时间）不适宜。

【处方分析】

服药时间主要取决于病变部位和性质，该患者病位在肺，属上焦疾患，欲使药力停留上焦较久，宜饭后服用。

【干预建议】

建议医师修改服药时间。

案例 ⑪

【处方描述】

（1）患者信息

性别：男　　年龄：32岁

（2）临床诊断：咳嗽［寒湿郁肺证］

（3）处方内容

麻黄9g	炙甘草6g	焯苦杏仁9g	生石膏15g^{（先煎）}
桂枝9g	泽泻9g	猪苓9g	白术9g
茯苓15g	姜半夏9g	生姜9g	细辛3g
山药12g	枳实6g	陈皮6g	广藿香9g^{（后下）}

共3剂，每日一剂，水煎400ml，分早晚2次空腹温服

【处方问题】

用药不适宜处方：用法（给药时间）不适宜。

【处方分析】

服药时间主要取决于病变部位和性质，该患者病位在肺，属上焦疾患，欲使药力停留上焦较久，宜餐后30分钟服用。

【干预建议】

建议医师修改服药时间。

案例 ⑫

【处方描述】

（1）患者信息

性别：男　　年龄：85岁

（2）临床诊断：感冒［外感风寒证］

（3）处方内容

| 麻黄10g | 桂枝10g | 干姜8g | 细辛3g |
| 醋五味子10g | 法半夏10g | 白芍10g | 炙甘草8g |

共5剂，每日一剂，水煎200ml，分早晚2次饭后温服

【处方问题】

用药不适宜处方：遴选麻黄炮制品不适宜。

【处方分析】

老年人素体正气减退，气血亏虚，有实邪的攻邪需慎重。麻黄生用，辛散解表作用较强，发汗力强，汗出过多必伤人正气，宜选用发汗力较弱的麻黄绒。

【干预建议】

建议医生修改麻黄为麻黄绒。

案例 ⑬

【处方描述】

（1）患者信息

性别：男　　年龄：58岁

（2）临床诊断：中风［肝风内动证］

（3）处方内容

怀牛膝30g	白芍15g	玄参15g	天冬15g
北柴胡15g	煅龙骨15g^{（先煎）}	煅牡蛎15g^{（先煎）}	川楝子5g
麦芽5g	茵陈5g	甘草片5g	

共7剂，每日一剂，水煎400ml，分早晚2次饭后温服

【处方问题】

用药不适宜处方：遴选龙骨、牡蛎炮制品不适宜；遴选柴胡不适宜。

【处方分析】

该方为镇肝息风汤加减，龙骨、牡蛎应为生品，功效侧重于镇惊安神、平肝潜阳，二者煅后功效侧重于收敛固涩，故方中应选用生品；柴胡具有疏散退热、疏肝解郁，升举阳气功效，素有"柴胡劫肝阴"之说。而肝风内动多由肝肾阴液精血亏虚，肝阴不能制约肝阳而肝阳亢奋无制所致，此处使用柴胡可能加重肝阴亏虚，故不宜使用。

【干预建议】

建议医师修改龙骨、牡蛎为生品，并去掉柴胡。

案例 ⑭

【处方描述】

（1）患者信息

性别：男　　年龄：77岁

（2）临床诊断：慢性阻塞性肺疾病［痰浊阻肺证］

（3）处方内容

姜半夏15g	蒸陈皮15g	茯苓10g	炒紫苏子10g
炒莱菔子10g	炒芥子10g	炙甘草5g	

共5剂，每日一剂，水煎250ml，分早晚2次饭后温服

【处方问题】

用药不适宜处方：遴选半夏炮制品不适宜。

【处方分析】

该组方为二陈汤合三子养亲汤，具有燥湿、降气、化痰的功效。方中姜半夏以温中化痰、降逆止呕为主，而法半夏以燥湿化痰，调和脾胃为主，此处选用法半夏更加符合治疗痰浊阻肺证咳嗽痰多，质黏色白，胸闷等临床症状。

【干预建议】

建议医师修改处方中姜半夏为法半夏。

案例 ⑮

【处方描述】

（1）患者信息

性别：女　　年龄：32岁

（2）临床诊断：异常子宫出血；经期延长［冲任失调证］

（3）处方内容

蒲黄10g^{（包煎）}	仙鹤草15g	墨旱莲20g	酒女贞子20g
地黄10g	麦冬10g	玄参10g	地骨皮10g
白芍10g	麦芽15g	盐菟丝子20g	皂角刺10g

共4剂，每日一剂，水煎400ml，分早晚2次饭后温服

【处方问题】

用药不适宜处方：遴选蒲黄炮制品不适宜。

【处方分析】

患者中医证型为［冲任失调证］，治疗应以温肾阳补肾精、泻肾火、疏肝养血、调冲任为主，该方为二至丸合增液汤基础上加减，具有养阴生津、补益肝肾、滋阴止血的作用。但方中用蒲黄生品，长于散瘀止痛，用治经闭腹痛，产后瘀阻作痛，跌扑血闷，疮疖肿毒；炒炭后长于止吐血，衄血，崩漏，泻血，尿血，血痢，带下。故此处应选用蒲黄炭。

【干预建议】

建议医师修改处方中蒲黄为蒲黄炭。

案例 ⑯

【处方描述】

（1）患者信息

性别：女　　年龄：44岁

（2）临床诊断：堕胎［气虚血瘀证］

（3）处方内容

干益母草20g	川芎15g	当归15g	墨旱莲15g
干姜10g	茜草10g	败酱草15g	燀桃仁10g

酒女贞子10g　　　甘草片10g

共7剂，每日一剂，开水冲服，分早晚2次饭后温服

【处方问题】

用药不适宜处方：遴选干姜炮制品不适宜。

【处方分析】

干姜具有温中散寒、回阳通脉、温肺化饮的功效，常用于脘腹冷痛、肢冷脉微、痰饮喘咳；而炮姜为干姜的炮制加工品，具有温中散寒、温经止血的功效，常用于中气虚寒的腹痛、虚寒性出血。故该方选用干姜不适宜。

【干预建议】

建议医师修改干姜为炮姜。

案例 ⑰

【处方描述】

（1）患者信息

性别：男　　年龄：43岁

（2）临床诊断：虚劳［肾气亏损证］

（3）处方内容

紫石英15g^{（先煎）}　　黄芪15g　　　　肉苁蓉15g　　干石斛10g

制远志10g　　　地黄15g　　　　细辛15g　　　山萸肉15g

麦冬10g　　　　防风10g　　　　醋五味子10g　白术10g

肉桂5g　　　　　干姜5g　　　　　甘草片5g

共7剂，每日一剂，水煎400ml，分早晚2次空腹温服

【处方问题】

用药不适宜处方：细辛用量不适宜。

【处方分析】

《中华人民共和国药典》规定细辛用量1～3g，散剂每次服0.5～1g，外用适量。该处方细辛用量15g，超过药典用量，易发生药物不良反应。

【干预建议】

建议医师修改细辛处方用量。

案例 ⑱

【处方描述】

（1）患者信息

性别：女　　年龄：5岁4个月

（2）临床诊断：鼻渊［肺经蕴热证］

（3）处方内容

炒苍耳子15g	白芷10g	辛夷10g^{（包煎）}	薄荷5g^{（后下）}
鱼腥草10g	北柴胡10g	茯苓10g	川芎5g
党参片5g	甘草片5g		

共7剂，每日一剂，水煎100ml，分早晚2次饭后温服

【处方问题】

用药不适宜处方：炒苍耳子用量不适宜。

【处方分析】

苍耳子有毒，《中华人民共和国药典》规定用量为3～10g。该处方苍耳子用量15g，超过药典用量，易发生药物不良反应。

【干预建议】

建议医师修改炒苍耳子处方用量。

案例 ⑲

【处方描述】

（1）患者信息

性别：男　　年龄：37岁

（2）临床诊断：腰痛［寒湿腰痛证］

（3）处方内容

黑顺片15g^{（先煎）}	细辛3g	茯苓10g	白芍10g
姜半夏10g	桂枝10g	麸炒白术10g	泽泻10g
炙甘草10g			

共7剂，每日一剂，水煎400ml，分早晚2次饭前温服

【处方问题】

用药不适宜处方：存在配伍禁忌。

【处方分析】

黑顺片与姜半夏存在配伍禁忌，属于"十八反"中药配伍禁忌，服用后可能会增加毒副作用。

【干预建议】

建议医师避免黑顺片和姜半夏配伍使用，以免发生毒副作用，如必须使用，需要医师再次签字确认。

案例 20

【处方描述】

（1）患者信息

性别：女　　年龄：52岁

（2）临床诊断：高血压病3级；眩晕［气虚痰瘀证］

（3）处方内容

山药20g	五灵脂10g^{（包煎）}	泽泻15g	茯苓10g
熟地黄20g	郁金10g	甘草片5g	川牛膝15g
人参10g^{（另煎）}	山萸肉10g	桂枝10g	钩藤10g^{（后下）}
杜仲15g			

共5剂，每日一剂，水煎400ml，分早晚2次饭后温服

【处方问题】

用药不适宜处方：用药与中医证型不符；存在配伍禁忌。

【处方分析】

患者中医证型为［气虚痰瘀证］，应治之益气化痰法，但所开处方为六味地黄丸加减，以滋阴补肾，温阳益气为主，全方未见化痰药，该方用药与气虚痰瘀证不符，如使用此方可导致治疗无效。

人参与五灵脂存在配伍禁忌，属于"十九畏"中药配伍禁忌，服用后可能会增加毒副作用。

【干预建议】

建议医师根据患者辨证情况补充诊断或重新开具处方，并避免人参和五

灵脂配伍使用，以免发生毒副作用，如必须使用，需要医师再次签字确认。

参考文献

［1］国家中医药管理局.关于印发中药处方格式及书写规范的通知（国中医药医政发〔2010〕57号）.

［2］郑志华.药师处方审核培训教材［M］.北京：中国医药科技出版社，2019.

［3］梅全喜，曹俊岭.中药临床药学［M］.北京：人民卫生出版社，2013.

［4］曹俊岭，李学林，孟菲，等.中药饮片临床应用专家共识（第一版）［J］.中国中药杂志，2020，13：3238-3244.

［5］方悦.中药处方点评模式的建立与实践［D］.浙江中医药大学，2016.

［6］谢扬帆.医院临床中药学服务模式的研究［D］.湖南中医药大学，2019.

［7］国家中医药管理局.关于结束中药配方颗粒试点工作的公告（〔2021〕22号）.

［8］国家中医药管理局.关于规范医疗机构中药配方颗粒临床使用的通知（国中医药办医政函〔2021〕290号）.

［9］杨国营，梁颖，曹俊岭，等.中药配方颗粒调剂技术规范专家共识（2022年版）［J］.医药导报，2022，08：1079-1082.

［10］深圳市卫生健康委员会.中药饮片处方审核规范［S］.DB4403/T 142—2021.深圳：深圳市市场监督管理局，2021.

［11］谢宁，张国霞.中医学基础［M］.北京：中国中医药出版社，2016.

［12］李学林，吴庆光.中药处方点评［M］.北京：人民卫生出版社，2017.

［13］中华中医药学会.中药配方颗粒包装标准-公示稿［EB /OL］.https://www.cacm.org.cn/2021/06/02/13330/

［14］中华中医药学会.中药饮片处方用名规范-公示稿［EB /OL］.https://www.cacm.org.cn/2021/06/02/13330/

［15］魏珍珍，方晓艳，白明，等.基于给药途径的中药外治机制分析［J］.湖南中医药大学学报，2019，39（09）：1162-1165.

［16］赵汉臣，喻维新，张晓东.药师手册［M］.北京：中国医药科技出版社，2019.

第三章 常用毒性中药处方审核要点

第一节 毒性中药概述

一、毒性中药的定义

毒，系指药物对机体的损害性。通常也指药物因偏性较大，而产生的害性，在2020年版《中华人民共和国药典》（以下简称"2020年版《中国药典》"）将毒性药物中分为"大毒""有毒"和"小毒"。一般认为"大毒"者，偏性较大、毒性剧烈，使用剂量较小即可能发生中毒损害、甚至死亡；"有毒"者，有一定的毒性，用量过大或使用不当，可发生蓄积慢性中毒，严重者也可能造成内脏损害。"小毒"者，毒性较小，用量较大或久用会产生一定的毒副作用，一般症状较轻微。

本篇所指的毒性中药包括大毒、有毒、小毒中药饮片以及含以上中药饮片的中成药。

二、毒性中药管理的法律法规

目前毒性中药管理主要沿用国务院1988年印发的《医疗用毒性药品管理办法》、原卫生部1989年5月31日印发的"关于贯彻执行《医疗用毒性药品管理办法》的通知"及原卫生部药政局1990年印发的"关于《医疗用毒性药品管理办法》的补充规定"，涉及毒性中药的目录、生产、收购、炮制、检验、包装、专用标签、保管、使用等多个环节，实现毒性中药购、销、存、用过程的控制。历版《中华人民共和国药典》也收载部分毒性中药，对其毒性成分进行限量检验。国家中医药管理局和原卫生部2007年发的《医院中药饮片管理规范》也强调了含毒性中药饮片处方的调剂、给付及保管的相关规定。

三、毒性中药分级划分与品种目录

《神农本草经》中将365种中药分为上、中、下三品。上品药有120种，为君药，其主要功用是养命，以顺应天德，无毒，多服久服皆不会伤人；中品药有120种，为臣药，其主要功用是养性，以顺应人德，为有毒、无毒之分，须斟酌其宜；下品药有125种，为佐使药，其主要功能是治病，以顺应地德，多有毒，不可长期服。

根据国务院颁布的《医疗用毒性药品管理办法》(1988年)，纳入毒性中药管理的品种目录共28种：砒石(红砒、白砒)、砒霜、水银、生马钱子、生川乌、生草乌、生白附子、生附子、生半夏、生南星、生巴豆、斑蝥、青娘虫、红娘虫、生甘遂、生狼毒、生藤黄、生千金子、生天仙子、闹羊花、雪上一枝蒿、红升丹、白降丹、蟾酥、洋金花、红粉、轻粉、雄黄。因纳入毒性中药管理目录品种没有全部包含《中国药典》和临床中新发现的、各省中药材炮制规范中收录及地方习用草药中具有较强毒性的品种，同时不包含毒性中药的炮制品，容易造成管理上空白，诸多药学专家提出"毒性中药饮片"分级管理方案，某些毒性较大的中药饮片经过炮制后毒性仍然较强的品种也应纳入管理。

2020年版《中国药典》(一部)收载的毒性中药饮片一共有105种，按传统毒性大小分类，分为大毒、有毒、小毒，目录见表3-1；此外，2020年版《中国药典》(一部)收载含毒性中药饮片成方制剂和单味制剂共514种，涵盖19种剂型，数量最多的前三种剂型为丸剂、片剂和胶囊，其中包括少数民族药12种，具体为藏药8种、苗药1种、蒙药3种。

表3-1　2020年版《中华人民共和国药典》收载的毒性中药饮片目录

毒性中药分级	毒性中药饮片名称	数量(品种)
大毒	生川乌、生草乌、生马钱子、制马钱子、马钱子粉、天仙子、生巴豆、巴豆霜、红粉、闹羊花、斑蝥	11
有毒	三颗针、干漆、土荆皮、山豆根、千金子、千金子霜、生天南星、制天南星、木鳖子仁、木鳖子霜、生甘遂、醋甘遂、仙茅、生白附子、制白附子、白果、炒白果仁、白屈菜、生半夏、朱砂粉、华山参、全蝎、芫花、醋芫花、苍耳子、炒苍耳子、两头尖、黑顺片、白附片、淡附片、炮附片、苦楝皮、金钱白花蛇、京大戟、醋京大戟、制草乌、牵牛子、炒牵牛子、轻粉、香加皮、洋金花、臭灵丹草、生狼毒、醋狼毒、常山、炒常山、商陆、醋商陆、硫黄、制硫黄、雄黄、蓖麻子、蜈蚣、罂粟壳、蜜罂粟壳、蕲蛇、蟾酥粉、制川乌	58
小毒	丁公藤、九里香、土鳖虫、大皂角、川楝子、炒川楝子、小叶莲、飞扬草、水蛭、烫水蛭、艾叶、北豆根、地枫皮、红大戟、两面针、吴茱萸、制吴茱萸、苦木、苦杏仁、炒苦杏仁、金铁锁、草乌叶、南鹤虱、鸦胆子、重楼、急性子、蛇床子、猪牙皂、绵马贯众、绵马贯众炭、紫萁贯众、蒺藜、榼藤子、鹤虱、翼首草	36

四、毒性中药的临床应用

毒性中药（毒性药材、毒性中药饮片、含毒性药材中成药）在临床应用广泛，疗效确切，但常常因其药性较猛，治疗窗较窄，容易发生不良反应，存在一定安全风险。如牛黄清心丸、朱砂安神丸等含朱砂成分的中成药，朱砂为硫化物类矿物，主要含有硫化汞，具有清心、镇惊、安神的功效，在临床应用广泛。有报道朱砂长期、大量服用会出现恶心、呕吐、腹痛、腹泻、心烦不安等症状，严重者表现为脓血便、昏迷甚至死亡。很多含毒性中药饮片的中成药说明书欠规范，某些品种因处方保密等原因，导致说明书中的药物组成成分不完整，无法获得所含毒性药材品种或者含量等信息，影响临床用药，增加用药风险。某些品种说明书的功能主治主要以中医术语进行表述，涉的病症较为宽泛，且大部分缺少西医病名，容易出现临床超适应症用药情况。因此，毒性中药在临床使用过程中，应严格把握好使用原则，兼顾临床疗效与安全性。

（一）常用毒性中药特点

1.品种丰富、剂型多样　临床常用的毒性中药饮片品种丰富，多以温里药、活血化瘀药、息风止痉药、祛风湿药、安神药、开窍药和拔毒生肌止痒药为主。其中温里药主要有附子、川乌、草乌等；活血化瘀药主要有斑蝥、水蛭、土鳖虫等；息风止痉药主要有蜈蚣、全蝎、蒺藜等；祛风湿药主要有蕲蛇、金钱白花蛇、马钱子、闹羊花、雷公藤等；安神药主要有朱砂等；开窍药主要有蟾酥、大皂角等；拔毒生肌止痒药主要有红粉、轻粉、雄黄、硫黄等。

临床常用的剂型多样，内服常用的有汤剂、散剂和膏剂三种。汤剂疗效快，易吸收，作用强；散剂表面积较大，易分散，奏效快；内服膏剂浓度高，体积小，剂量少。外治法是中医辨证施治的另一种表现，将药物直接作用于皮肤或黏膜，使之吸收发挥治疗作用，是中医外科独具的治疗方法。外治法除传统的膏剂、丹剂、散剂、洗剂、糊剂、酊剂、熏剂、捻剂和油剂外，还包括现代剂型如巴布贴剂、凝胶贴剂、栓剂、乳剂、软膏、气雾剂、离子导入剂等。临床治疗中应根据不同病情选择合适的药物剂型，发挥优势特色，以利于疾病恢复。

2.作用迅速、功强力专　目前认为，毒性中药的"毒"有两种认知：一是指药物的性味、归经、升降浮沉及有毒、无毒等，统称为药物的偏性；二是指药物的毒副作用。在现存最早的药学专著《神农本草经》中即将中药分为有毒与无毒两类，本节主要是阐述的是有毒中药。在疾病治疗中，常利用有毒中药进行以偏纠偏，《类经》中记载"药以治病，因毒为能，所谓毒者，以气味之有偏也。盖气味之正者，谷食之属是也，所以养人之正气；气味之偏者，药饵之属是也，所以去人之邪气"。毒性中药往往偏性较强，作用迅速，功效显著，可达到祛除病邪，协调脏腑功能，纠正阴阳盛衰的作用，增强抗病能力，反映了中医"以偏治偏"的治病思路。

（二）毒性中药使用原则

1.辨证准确，证候相符 《伤寒论》记载："桂枝下咽，阳盛则毙；承气入胃，阴盛以亡"，说明正确辨证施治的重要性，尤其是在使用毒性中药时。辨证失准、寒热错投、攻补倒置而引起不良反应或发生药源性疾病的情况时有发生。

温里剂中的四逆汤，具有温中祛寒，回阳救逆功效，方中生附子大辛大热，温壮肾阳，祛寒救逆，若使用时辨证不当，热厥患者误用此方，则发生中毒的几率会大大增加。开窍剂中的安宫牛黄丸（牛黄、水牛角浓缩粉、人工麝香、珍珠、朱砂、雄黄、黄连、黄芩、栀子、郁金、冰片），可清热解毒，镇惊开窍，用于热病，邪入心包，高热惊厥，神昏谵语，中风昏迷及脑炎、脑膜炎、中毒性脑病、脑出血、败血症见上述证候者，由于其含有朱砂、雄黄等毒性中药材，使用时更要注意辨证准确，对痰热不明显或脾胃虚寒的患者不仅不适合，还会加重病情。另外一些通经络中成药如大活络胶囊、尪痹胶囊等，临床常出现辨证与用药不相符的使用情况，需要引起注意。

2.中病即止，控制疗程 毒性中药，尤其是代谢速率慢的药物，长期服用后会造成药物在体内蓄积，引起蓄积中毒。《内经·五常政大论》云："大毒治病，十去其六；常毒治病，十去其七；小毒治病，十去其八，无毒治病，十去其九；欲肉果菜食养尽之，无使过之，伤其正也"。因此临床用药不仅考虑单次用药剂量，还应考虑用药时间和用药总量，中病即止，控制好疗程，以避免药物蓄积引发的不良反应。

例如雄黄中的砷盐毒性较大，服用以后可抑制酶系统活性，从而减弱了酶的正常功能，阻止了细胞的氧化和呼吸，严重干扰组织代谢，长期服用后可出现皮疹、脱甲、麻木、疼痛，亦可有口腔炎、鼻炎、结膜炎、结肠炎的相应表现；甚者可有肌肉萎缩、剧烈疼痛及膈神经麻痹所引起的呼吸暂停等症状。中成药润燥止痒胶囊，其含有何首乌药材，可能对肝脏有一定损伤作用，文献报道长期服用可导致肝酶升高。

3.内服与外用兼顾　中医治疗中，常常内服联合外治法，采用多途径给药。外治法是内治法相对而言的治疗法则，同样需要辨证施治。有些外科疾病发病部位如皮肤，口服药物的同时往往需结合外用膏剂，如外科病初起、成脓和溃后各个阶段，使用膏药如太乙膏、金黄膏等对明显红肿热痛等阳证疮疡有较好的效果。另有一些临床常用的外用制剂如复方南星止痛膏、活血止痛膏等，含有毒性中药，要警惕多途径用药而叠加毒性。

4.从小量开始，不宜超量使用　由于古代度量衡差异、药物剂量描述不一、中药剂量差异较大以及用药者主观随意等因素，中药临床用药剂量一直都不够规范，虽然有不少医家大胆应用大剂量毒性中药而获良效，但不能为达到治疗目的而盲目加大药物剂量。《神农本草经》描述："若有毒药以疗病，先起如黍粟，病去即止，不去倍之，不去十之，取去为度"。临床中使用毒性中药时，应该结合患者的具体情况先从小剂量开始使用，若未能达到治疗效果，可逐渐增加至最大治疗量。

例如马钱子以及含有马钱子的中成药伸筋活络丸、平消片、接骨丸、通痹片、痹祺胶囊等，马钱子中的生物碱既是有效成分也是有毒成分，治疗剂量和中毒剂量较为接近，成人用量5~10mg即可发生中毒现象，30mg可致死，因此更须注意不能超量使用。

5.避免禁忌用药

（1）证候禁忌　由于毒性中药的药性不同，偏性较大，具有一定的适应范围，外科疾病治疗中尤其要注意避免毒性中药证候禁忌，如阴虚内热、肝阳上亢、痰火内盛者不宜应用心宝丸、桂附地黄丸等；热证患者不宜应用附子等。更详细内容见第二章第二节。

（2）配伍禁忌　中药配伍讲究"宜"和"忌"。历代医家对配伍禁忌药物的认识都不一致，金元时期才把药物的配伍禁忌概括为"十八反""十九畏"。《神农本草经》曰："药有单行者，有相须者，有相使者，有相畏者，有相恶者，有相反者，有相杀者。凡此七情，和合视之。当用相须相使者，勿用相恶相反者"。药物配伍可能增进方剂的疗效，也可能相互抵消或削弱。有的可以降低或消除毒副作用，也有的可以产生毒副作用。配伍不当会引起药物的不良反应，临床处方用药一定要讲究配伍的法度，君臣佐使合理配伍，切忌胡乱拼凑处方，更不能违反配伍禁忌。

例如瓜蒌、白及、白蔹可加强乌头的毒性；甘草配伍甘遂，增加方剂毒性；牵牛子不与巴豆、巴豆霜同用；硫黄不与芒硝、玄明粉同服等。

（3）个体差异　药物产生毒副作用除了剂量蓄积导致毒性反应外，还有一种特异质反应，这类反应发生的主要原因是遗传因素，与剂量无关，部分人群对某些药物特别的敏感，很小剂量即可产生较强的药理作用和不良反应，有文献证实，部分人群对何首乌不敏感，长期服用含有何首乌的中成药未发生肝脏损伤，但个别人群服用含有何首乌的汤剂或制剂容易出现肝脏损伤的毒副反应。

不同种族人群对同一剂量药物的敏感度也有不同，产生的作用与反应也不一样。如许多药物进入体内后需要经过乙酰化过程代谢转化，乙酰化过程有慢性和快性之分，日本、爱斯基摩人多为快乙酰化者，中国人中慢乙酰化者占26.5%，欧美白种人中慢乙酰化者高达50%～60%。

此外，在某些病理状况下，由于药物在体内的代谢反应可能发生质与量的变化，用药者的病理状况可能影响或改变药物的药理作用，临床用药时必须充分认识这一影响因素，多注意患者病理特点，避免不良反应的发生。如有慢性肝脏疾病的患者，对药物的清除速率降低，使药物的血浆半衰期延长，造成经肝脏排泄的药物在体内的蓄积。肾功能不全患者，经肾脏排泄的药物的排泄速度减慢，易造成药物在体内的蓄积，且肾功能不全患者容易发生低蛋白血症，血浆中药物的蛋白结合率降低，游离态药物比例升高，血药浓度增加，易引发不良反应。

（4）妊娠禁忌　女性月经期、妊娠期、哺乳期等不同的生理状态对药物的反应会有差异。如经期、妊娠期妇女对泻下药敏感，作用峻猛的泻下药如芒硝、甘遂、大戟、芫花、商陆、牵牛、巴豆等，可导致盆腔器官充血而引起月经过多或流产；大部分的有毒中药，都是有妊娠禁忌的，妊娠期特别是妇女怀孕前3个月，必须禁用有致畸危险的中药，否则会影响胚胎的正常发育，导致胎儿畸形。更详细内容见第六章第四节。

（三）毒性中药反应症状和救治方法

毒性中药的毒性反应累及消化系统、泌尿系统、血液系统、呼吸系统、神经系统等多个系统，可引起全身或局部的病变。在应用毒性中药饮片或含毒性中药饮片的中成药时，需熟悉毒性中药发生毒性反应的症状，掌握救治办法。

乌头类：常见的中药饮片有生川乌、生草乌、生附子及其炮制品，中成药有木瓜丸、小金丸、附子理中丸等。引起中毒原因是药物中含有双酯型、单酯型和胺醇型生物碱3种类型的毒性生物碱，其中双酯类生物碱毒性最剧烈。乌头类生物碱对神经系统，尤其是迷走神经影响最大，使其先兴奋，后抑制，并可直接作用于心脏，产生异常兴奋，导致心律失常，甚至引起室颤而死亡。严重心律失常及呼吸中枢麻痹是乌头碱中毒致死的主要原因。此类药物中毒后应立即停药，采用催吐、导泻、输液等对症实施解救，阿托品能对抗迷走神经的过度兴奋、利多卡因能治疗乌头类中药中毒后出现的室性心律失常。

马钱子：常见的中药饮片有生马钱子、制马钱子及马钱子粉，中成药有伤科接骨片、痹祺胶囊、腰痛宁胶囊等。引起中毒原因是番木鳖碱（士的宁）和马钱子碱引起强直性惊厥，最后可因呼吸麻痹而致死。中毒后初期出现头晕、头痛、烦躁不安，面部肌肉紧张，吞咽困难等症状，进而伸肌与屈肌同时做极度收缩，发生典型的士的宁惊厥、痉挛，甚至角弓反张，可因呼吸肌痉挛窒息或心力衰竭而死亡。出现惊厥时，静脉注射戊巴比妥钠0.3～0.5g或安定10～20mg。呼吸麻痹者及时行气管插管、人工机械呼吸中毒解救。

蟾酥：常见的中成药有蟾酥丸、六神丸、六应丸等，蟾酥主要含蟾酥毒素，为乙型强心苷，其引起中毒的机制类似洋地黄，服用吸收快，作用消失得也快，蓄积性小，会出现头晕头痛、呕吐、胸闷、心悸，心电图显示ST-T改变及传导阻滞，类似洋地黄中毒，严重时可房颤、血压下降、体温下降、呼吸困难、休克，最后呼吸衰竭、循环麻痹而死亡。中毒时可采用阿托品抑制蟾酥引起的迷走神经兴奋带来的房室传导阻滞和心律失常、利多卡因防止发生室颤。若出现惊厥时，可用安定、氯丙嗪或苯巴比妥等药物治疗。

雄黄：常见的中成药有安宫牛黄丸、牛黄解毒片、安脑丸等。雄黄引起中毒的成分为砷盐，其进入体内后减弱酶的正常功能，阻止了细胞的氧化和呼吸，严重干扰组织代谢。砷盐吸收较快，但排泄甚慢，易引起蓄积性中毒，急性中毒表现为口干咽燥、流涎、剧烈呕吐、头痛、头晕、烦躁不安、腹痛腹泻，甚者多部位出血、惊厥、意识丧失、紫绀、呼吸困难并成休克状态，可因出血、肝肾功能衰竭、呼吸中枢麻痹而死亡。中毒救治后采取催吐、洗胃，应用二巯基丙醇类进行特异性解救。

朱砂、轻粉、红粉：常见的中成药有天王补心丸、提毒散等。此类中药引起中毒的原因是含汞化合物对人体组织的腐蚀作用，口服者一般可见口腔及咽喉部烧灼痛，黏膜肿胀，出血糜烂，口内有金属味，恶心呕吐，腹痛、腹泻，黏液便或血便，甚至出现出血性肠炎、胃肠穿孔，惊厥，震颤。汞吸收入血后，可导致"汞毒性肾病"，出现水肿、尿少、蛋白尿、管型尿。严重者可发生肾功能衰竭、昏迷、抽搐、血压下降甚至休克，呼吸浅表、急促，最终死于呼吸衰竭。中毒后应立即停药，采用催吐、洗胃、导泻、输液等对症解救，可应用对抗剂：口服磷酸钠、醋酸钠；应用解毒剂：首选二巯基丙磺酸钠、硫代硫酸钠等金属解毒剂。

雷公藤：常见的中成药有雷公藤多苷片、金关片等，雷公藤引起中毒的原因是其生物碱类成分雷公藤碱、雷公藤次碱、雷公藤宁碱等损害肝脏，并可破坏红细胞，引起进行性贫血，甚至诱发肾小管缺氧性损害和导致严重营养不良性改变。尚无特殊对抗药，主要采取对症治疗及支持疗法。

第二节　毒性中药及其审核要点

一、常见毒性中药处方规范性审核问题

1.处方的前记、正文、后记内容缺项，书写不规范或者字迹难以辨认的。

2.医师签名不规范或者与签名的留样不一致的。

3.药师未对处方进行适宜性审核的（处方后记的审核、调配、核对、发药栏目无审核调配药师及核对发药药师签名，或者单人值班调剂未执行双签名规定）。

4.新生儿、婴幼儿未写明日、月龄。

5.处方未按照君、臣、佐、使的顺序排列，调剂、煎煮等有特殊要求的药物未标注或标注不清晰。

6.中药饮片名称未使用标准规范的中药饮片处方用名，医嘱和病历中名称不一致。

7.处方中未写煎服方法或书写不全、不规范的。

8.处方修改未签名或未注明修改日期。

9.开具处方未写临床诊断及中医证型或书写不全。

10.处方使用自用、遵医嘱等用语。

二、常见毒性中药处方适宜性审核问题

（一）诊断、证型与用药是否相符

辨证论治是中医认识疾病和治疗疾病的基本原则，是运用中医学理论辨析有关疾病的资料以确立证候、论证方药治则治法并付诸实施的思维和实践过程。临床使用中药，尤其是毒性中药时，应将中医辨证与中医辨病相结合、西医辨病与中医辨证相结合，选用合适的药物，但不能仅根据西医诊断选用中成药。

例如中医上厄痹证型有风寒湿痹证和湿热痹阻证，风寒痹证可选川乌、草乌等均有温经散寒、祛湿通络作用的中药，而湿热痹阻证则宜选择清热除湿、活血通络的中药。若是湿热痹阻证选用具有温热药性的中药，则容易造成"火上加油"的情况，疗效不佳，相反加重病情。

（二）药物配伍是否合理

中药配伍是指在中医药理论指导下，按照病情需要和药性特点，将两味以上药物配合同用。在配伍过程中，应遵循"十八反"和"十九畏"原则，存在"十八反""十九畏"等可能引起用药安全问题的处方，应当由处方医生确认双签名或重新开具处方后方可进行调配。

例如：风湿骨痛胶囊、附子理中丸等含有乌头类药物的处方，需注意患者是否同时合用含半夏、瓜蒌、贝母等治疗咳喘的中药，若存在"十八反""十九畏"配伍禁忌时应及时干预。

（三）是否存在重复用药

药师需熟悉本医疗机构使用的含毒性成分的中药饮片及中成药品种，如风湿马钱片、甜梦口服液中均含有马钱子，若同时使用，会导致作用和剂量的重复，易发生不良反应，需及时进行干预。

（四）用法用量是否合理

中药的用法用量包括每日剂量、使用剂型（水煎煮、酒泡、打粉、制丸、装胶囊等）、每剂分几次服用、用药方法（内服、外用等）、服用要求（温服、凉服、顿服、慢服、饭前服、饭后服、空腹服等）等内容。

国家中医药管理局和原卫生部于2007年制定的《医院中药饮片管理规范》，其中第三十二条规定调配含有毒性中药饮片的处方，每次处方剂量不得超过二日极量。对处方未注明"生品"的，应给付炮制品。第三十三条规定罂粟壳不得单方发药，必须凭有麻醉处方权的执业医师签名的淡红色处方方可调配，每张处方不得超过三日用量，连续使用不得超过七天，成人一次的

常用量为每天3~6g。对毒性中药超剂量及超疗程使用，应当由处方医生确认双签名或重新开具处方后方可调配。2020年版《中华人民共和国药典》中标"有毒"药物的用量见表3-2。

表3-2　有毒中药饮片每日限制量表

毒性级别	中药饮片	每日限制量（g）
大毒	生川乌	内服宜慎，一般炮制后用
	生草乌	内服宜慎，一般炮制后用
	生马钱子	不宜生用，炮制后入丸散用，0.6
	制马钱子	0.6
	马钱子粉	0.6
	天仙子	0.6
	生巴豆	外用适量
	巴豆霜	0.3
	红粉	只可外用，不可内服
	斑蝥	0.06
	闹羊花	1.5
有毒	三颗针	15
	干漆	5
	土荆皮	外用适量
	山豆根	6
	千金子	2
	千金子霜	1
	生天南星	外用适量
	制天南星	9
	木鳖子仁	1.2
	木鳖子霜	1.2
	生甘遂	1.5
	醋甘遂	1.5
	仙茅	10

续表

毒性级别	中药饮片	每日限制量（g）
有毒	生白附子	6
	制白附子	6
	白果	10
	炒白果仁	10
	白屈菜	18
	生半夏	9
	朱砂粉	0.5
	华山参	0.2
	全蝎	6
	芫花	3
	醋芫花	0.9
	苍耳子	10
	炒苍耳子	10
	两头尖	3
	黑顺片	15
	白附片	15
	淡附片	15
	炮附片	15
	苦楝皮	6
	金钱白花蛇	5
	京大戟	3
	醋京大戟	3
	制草乌	3
	牵牛子	6
	炒牵牛子	6
	轻粉	6
	香加皮	6
	洋金花	0.6
	臭灵丹草	15
	生狼毒	外用
	醋狼毒	外用

续表

毒性级别	中药饮片	每日限制量（g）
有毒	常山	9
	炒常山	9
	商陆	9
	醋商陆	9
	硫黄	3
	制硫黄	3
	雄黄	0.1
	蓖麻子	5
	蜈蚣	5
	罂粟壳	6
	蜜罂粟壳	6
	蕲蛇	9
	蟾酥粉	0.03
	制川乌	3
小毒	丁公藤	6
	九里香	12
	土鳖虫	10
	大皂角	1.5
	川楝子	10
	炒川楝子	10
	小叶莲	9
	飞扬草	9
	水蛭	3
	烫水蛭	3
	艾叶	9
	艾叶炭	9
	北豆根	9
	地枫皮	9
	红大戟	3
	两面针	10
	吴茱萸	5
	制吴茱萸	5

续表

毒性级别	中药饮片	每日限制量（g）
小毒	苦木	枝：4.5；叶：3
	苦杏仁	10
	炒苦杏仁	10
	金铁锁	0.3
	草乌叶	1.2
	南鹤虱	9
	鸦胆子	2
	重楼	9
	急性子	5
	蛇床子	10
	猪牙皂	1.5
	绵马贯众	9
	绵马贯众炭	10
	紫萁贯众	9
	蒺藜	10
	榼藤子	15
	鹤虱	9
	翼首草	3

（五）炮制品选择是否恰当

中药饮片经过炮制可起到增效减毒的效果，选择合适的炮制品，可以提高临床疗效。对于有毒中药饮片，炮制品的选择尤为重要，如生半夏一般供外用，如需内服应使用其炮制品，因生半夏对皮肤和黏膜有较强的刺激性。

（六）特殊人群用药是否合理

对于老年、儿童、孕妇等特殊人群，以及肝、肾功能不全的患者，在品种和剂量上应慎重选择，存有潜在的不良反应或安全隐患等情况，应及时干预。

第三节 审方案例及分析

案例 ❶

【处方描述】

（1）患者信息

性别：女　　年龄30岁

（2）临床诊断：乳腺癌

（3）处方内容

法半夏10g	黄芪15g	茯苓10g	枸杞子8g
酒女贞子10g	覆盆子6g	蒸陈皮8g	干石斛10g
生姜10g	炙甘草6g		

共7剂，每日一剂，水煎400ml，分早晚2次饭后温服

【处方问题】

不规范处方：中医证型书写不全。

【处方分析】

该处方前记内容中医证型缺项。根据《中药处方格式及书写规范》，中药处方应包含中医诊断，包括病名和证型（病名不明确的可不写病名），应填写清晰、完整、并与病历记载相一致。

【干预建议】

建议医师将处方中医证型补充完整，以便审核。

案例 ❷

【处方描述】

（1）患者信息

性别：女　　年龄：52岁

（2）临床诊断：类风湿性关节炎；痹病［寒湿证］

（3）处方内容

独活10g	羌活15g	防风15g	苍术10g
秦艽20g	姜黄20g	炙甘草5g	野木瓜15g

首乌藤15g　　　　　淡附片10g　　　　　桂枝10g

共7剂，每日一剂，水煎400ml，分早晚2次饭后温服

【处方问题】

不规范处方：未注明特殊煎煮方法。

【处方分析】

未注明特殊煎煮方法。根据《处方管理办法》的要求，中药饮片煎煮特殊要求需注明在药品的右上方，并加括号。因处方中有淡附片，根据2020版《中华人民共和国药典》，淡附片【用法用量】项下规定为先煎、久煎，减少其毒副作用。

【干预建议】

建议医师按要求补充淡附片先煎的方法，以便审核和调剂。

案例 ❸

【处方描述】

（1）患者信息

性别：女　　年龄：27岁

（2）临床诊断：发热［风热证］

（3）处方内容

党参片15g　　　　黄芪15g　　　　　燀桃仁5g　　　红花10g

川芎10g　　　　　当归10g　　　　　地黄10g　　　桂枝5g

蜈蚣3g　　　　　甘草片5g　　　　　赤芍10g

共3剂，每日一剂，水煎400ml，分早晚2次饭后温服

【处方问题】

用药不适宜处方：用药与中医证型不符。

【处方分析】

处方由"血府逐瘀汤"加减化裁而来。方中党参、黄芪补中益气；桃仁破血行滞润燥，红花、川芎、赤芍活血祛瘀止痛；当归、生地黄养血益阴，清热活血；桂枝温通经脉，散寒止痛；蜈蚣通络止痛；甘草调和诸药；因此，

处方用药以"活血化瘀止痛"为主，与处方证型"风热证"不符。

【干预建议】

建议医师根据患者辨证情况补充诊断或重新开具处方。

案例 ④

【处方描述】

（1）患者信息

性别：男　　年龄：30 岁

（2）临床诊断：胸痹［热毒证］

（3）处方内容

党参片15g	蒸陈皮9g	茯苓10g	法半夏9g
麸炒白术10g	燀苦杏仁5g	炙甘草6g	

共3剂，每日一剂，水煎400ml，分早晚2次饭后温服

【处方问题】

用药不适宜处方：用药与中医证型不符。

【处方分析】

处方由"六君子汤"加减化裁而来。方中党参补脾胃之气；麸炒白术健脾燥湿，与党参相须，益气补脾之力更强；茯苓健脾渗湿，合麸炒白术互增健脾祛湿之力；陈皮、法半夏燥湿化痰；苦杏仁降气止咳平喘；炙甘草益气和中，既可加强党参、麸炒白术益气补中之功，又能调和诸药；因此，诸药合用，共奏"益气健脾、燥湿化痰"之功，与处方证型"热毒证"不符。

【干预建议】

建议医师根据患者辨证情况补充诊断或重新开具处方。

案例 ⑤

【处方描述】

（1）患者信息

性别：男　　年龄：33 岁

（2）临床诊断：腹胀满病［血瘀证］

（3）处方内容

| 鸡骨草10g | 溪黄草10g | 田基黄9g | 野菊花9g |
| 布渣叶10g | 两面针10g | 木棉花10g | |

共3剂，每日一剂，水煎400ml，分早晚2次空腹温服

【处方问题】

用药不适宜处方：用药与中医证型不符。

【处方分析】

方中鸡骨草利湿退黄，清热解毒，疏肝止痛；溪黄草、田基黄清热利湿，凉血散瘀；野菊花清热解毒，泻火平肝；布渣叶清热消滞，利胆退黄；木棉花清热利湿，解毒；两面针解毒消肿。因此，处方用药以"清热，解毒，利湿"为主，与处方证型"血瘀证"不符。

【干预建议】

建议医师根据患者辨证情况补充诊断或重新开具处方。

案例 6

【处方描述】

（1）患者信息

性别：男　　年龄：53岁

（2）临床诊断：胃炎［胃寒证］

（3）处方内容

干姜10g	熟党参10g	淡附片30g (先煎)	白芍15g
白术10g	姜厚朴15g	建曲10g	炙甘草10g
鸡内金10g	砂仁6g (后下)	淫羊藿15g	

共3剂，每日一剂，水煎400ml，分早晚2次饭后温服

【处方问题】

用药不适宜处方：淡附片用量不适宜。

【处方分析】

根据2020版《中华人民共和国药典》，淡附片【用法用量】项下3～15g，先煎、久煎，根据《中药处方格式及书写规范》中药饮片用法用量应当符合

《中华人民共和国药典》规定，超剂量使用时，应当在药品上方再次签名。

【干预建议】

建议医师根据患者情况考虑淡附片的用量，若确需使用需医生双签名确认。

案例 ❼

【处方描述】

（1）患者信息

性别：女　　年龄：44 岁

（2）临床诊断：腰痛病［肾阳虚衰证］

（3）处方内容

淡附片10g^(先煎)	白术10g	制川乌3g^(先煎)	独活15g
干姜10g	续断片15g	桑寄生10g	桂枝10g
防风10g	牛膝15g	黄芪15g	五指毛桃10g
盐杜仲15g	茯苓15g		

共5剂，每日一剂，水煎400ml，分早晚2次饭后温服

【处方问题】

用药不适宜处方：有毒中药饮片叠加使用。

【处方分析】

淡附片和制川乌的主要成分相似，都为生物碱，其中双酯型生物碱既是有效成分又是毒性成分，两者均是毒性中药，两者合用，会增加毒性在机体蓄积的危险。

【干预建议】

建议医师根据患者情况考虑是否使用，若的确需要使用应双签名并告知患者煎煮时间。

案例 ❽

【处方描述】

（1）患者信息

性别：女　　年龄：70 岁

（2）临床诊断：慢性乙型肝炎［湿热证］

（3）处方内容

溪黄草10g	醋五味子9g	蒲公英10g	广金钱草10g
车前子10g（包煎）	黄药子20g	茵陈10g	关黄柏10g
甘草片6g			

共7剂，每日一剂，水煎400ml，分早晚2次饭后温服

【处方问题】

用药不适宜处方：黄药子用量不适宜。

【处方分析】

根据《广东省中药材标准》（2011年版），黄药子用法用量为10～15g，不宜多服、久服。有肝脏疾病患者慎服。处方中黄药子用量20g，且患者为慢性乙型肝炎、年龄70岁，应慎用黄药子，如确需使用，应监测患者肝功能并按规定量使用。

【干预建议】

建议医师修改黄药子的用量并交代患者监测肝功能。

案例 9

【处方描述】

（1）患者信息

性别：男　　年龄：60岁

（2）临床诊断：胃炎［脾虚血瘀证］

（3）处方内容

白及10g	白术15g	三七10g	淡附片10g（先煎）
黄芪20g	丹参20g	桂枝5g	甘草片5g
大枣15g	干姜10g		

共5剂，每日一剂，水煎400ml，分早晚2次饭后温服

【处方问题】

用药不适宜处方：存在配伍禁忌。

【处方分析】

根据2020版《中华人民共和国药典》，白及不宜与川乌、制川乌、草乌、

制草乌、附子同用，处方中存在"十八反"，白及反附子。

【干预建议】

建议医师按要求修改处方，如确需使用应双签名。

案例 ⑩

【处方描述】

（1）患者信息

性别：男　　年龄：60岁

（2）临床诊断：腹痛［脾肾阳虚证］；呕吐［湿热证］

（3）处方内容

处方1

蒸陈皮10g　　　党参片15g　　　淫羊藿10g　　　淡附片10g^{（先煎）}

丹参20g　　　　桂枝5g　　　　甘草片5g　　　　大枣15g

干姜10g

共5剂，每日一剂，水煎400ml，分早晚2次空腹温服

处方2

藿香正气口服液　　10ml×1支　　　10ml bid po

【处方问题】

用药不适宜处方：存在配伍禁忌。

【处方分析】

藿香正气口服液由苍术、陈皮、厚朴（姜制）、白芷、茯苓、大腹皮、生半夏、甘草浸膏、广藿香油、紫苏叶组成，处方中含有生半夏，而中药汤剂处方中含有淡附片，存在半夏反附子十八反，属于违反禁忌用药。

【干预建议】

建议医师按要求修改处方，如确需使用应双签名并嘱咐患者中药汤剂和藿香正气口服液错开时间服用。

案例 ⑪

【处方描述】

（1）患者信息

性别：女　　年龄：52岁

（2）临床诊断：睡眠障碍［肾虚证］

（3）处方内容

竹茹10g	麸炒枳实10g	法半夏10g	蒸陈皮10g
茯苓20g	广藿香5g^{（后下）}	佩兰5g	炒酸枣仁15g
首乌藤30g	五味子10g	合欢皮10g	

共5剂，每日一剂，水煎200ml，睡前温服

【处方问题】

用药不适宜处方：用药与中医证型不符。

【处方分析】

处方由温胆汤化裁而来，方中法半夏燥湿化痰，和胃止呕；竹茹清热化痰，除烦止呕；枳实降气导滞，消痰除痞；陈皮理气健脾，燥湿化痰；茯苓健脾渗湿；广藿香、佩兰芳香化湿；酸枣仁、远志宁心安神；首乌藤养血安神；合欢皮解郁安神；五味子益气宁心；因此，处方以和胃利胆，化痰安神为主，与"肾虚证"不相符。

【干预建议】

建议医师根据患者辨证情况补充诊断或重新开具处方。

案例 ⑫

【处方描述】

（1）患者信息

性别：男　　年龄：62岁

（2）临床诊断：关节痛［风寒湿痹证］

（3）处方内容

生川乌10g^{（先煎）}	木瓜10g	独活10g	威灵仙10g
桑寄生20g	防风10g	牛膝10g	秦艽15g
甘草片10g			

共5剂，每日一剂，水煎400ml，分早晚2次饭后温服

【处方问题】

用药不适宜处方：用法用量不适宜。

【处方分析】

2020年版《中国药典》川乌【用法与用量】项下规定一般炮制后用，【注意】项下生品内服宜慎；且其炮制品制川乌【用法与用量】项下规定1.5～3g，先煎，久煎。该处方中用生川乌内服，用法不适宜，用量10g，为超量使用。

【干预建议】

建议医师按要求修改为制川乌并将用量改为3g以下。

案例 ⑬

【**处方描述**】

（1）患者信息

性别：女　　年龄：30岁

（2）临床诊断：妊娠；头痛［肝风上扰证］

（3）处方内容

天麻9g	钩藤10g（后下）	石决明10g（先煎）	黄芩片10g
川牛膝10g	全蝎3g	桑寄生10g	茯神15g
甘草片10g			

共5剂，每日一剂，水煎400ml，分早晚2次饭后温服

【处方问题】

用药不适宜处方：违反妊娠禁忌。

【处方分析】

2020年版《中国药典》全蝎【注意】项下孕妇禁用，该患者为妊娠患者，使用全蝎属于违反妊娠禁忌用药。

【干预建议】

建议医师去掉全蝎。

案例 ⑭

【**处方描述**】

（1）患者信息

性别：女　　年龄：45岁

（2）临床诊断：脾虚［脾虚湿热证］；痹病

（3）处方内容

处方1

酒萸肉20g	泽泻10g	茯苓10g	生半夏9g^{（先煎）}
白术15g	蒸陈皮5g	甘草片10g	

共3剂，每日一剂，水煎400ml，分早晚2次饭后温服

处方2

天麻丸	36g/瓶×1瓶	6g tid po

【处方问题】

用药不适宜处方：用法不适宜；存在配伍禁忌。

【处方分析】

2020年版《中国药典》生半夏【用法用量】项下内服一般炮制后使用。生半夏一般供外用，如需内服应使用其炮制品，因生半夏对皮肤和粘膜有较强的刺激性，一般炮制后用。

天麻丸由天麻、羌活、盐杜仲、牛膝、粉萆薢、附子（黑顺片）、当归、地黄、玄参组成。而汤剂中含有半夏，根据十八反半夏反附子，属于违反配伍禁忌用药。

【干预建议】

建议医师将生半夏修改为法半夏；另外交代患者中药汤剂与中成药错开时间服用。

案例 ⑮

【处方描述】

（1）患者信息

性别：女　　年龄：45岁

（2）临床诊断：失眠［血热证］；头晕

（3）处方内容

处方1

酒萸肉20g	炒酸枣仁10g	牡丹皮10g	地黄20g
茯神15g	朱砂1g	甘草片10g	

共3剂，每日一剂，水煎400ml，分早晚2次饭后温服

处方2

牛黄清心丸　　　　　　4×3g/丸/盒　　　　　1丸 qd

【处方问题】

用药不适宜处方：用法用量不适宜。

【处方分析】

2020年版《中国药典》朱砂【用法用量】项下0.1~0.5g，多入丸散服，不宜入煎剂，【注意事项】本品有毒，不宜大量服用，也不宜少量久服。朱砂一般不入煎剂使用，因此，该处方存在朱砂用法不适宜。

牛黄清心丸中亦含有朱砂成分，与中药汤剂一起开具存在毒性药物重复用药的问题。

【干预建议】

建议医师删除中药汤剂处方中朱砂。

案例 ⑯

【处方描述】

（1）患者信息

性别：女　　　年龄：36岁

（2）临床诊断：月经不规则［血瘀证］

（3）处方内容

当归20g　　　　　泽泻10g　　　　　燀桃仁10g　　　川芎15g

艾叶5g　　　　　　甘草片10g

7剂 内服

【处方问题】

不规范处方：未注明用法用量。

【处方分析】

根据《中药处方格式及书写规范》，处方用法用量应紧随剂数之后，包括每日剂量，采用剂型（水煎煮、打粉等）、每剂分几次服用、用药方法（内

服、外用等）、服用要求（温服、凉服、顿服、慢服、饭前服、饭后服、空腹服等）等内容。该处方只写明内服，内容不全，因此属于不规范处方。

【干预建议】

建议医师在处方中标明每日一剂，水煎400ml，分早晚2次饭后温服。

案例 ⑰

【处方描述】

（1）患者信息

性别：女　　年龄：35岁

（2）临床诊断：妊娠；咽痛［热毒证］

（3）处方内容

处方1

木蝴蝶10g	胖大海10g	诃子10g	山豆根15g
薄荷5g（后下）	北柴胡5g	甘草片5g	

共3剂，每日一剂，水煎400ml，分早晚2次饭后温服

处方2

牛黄解毒片　　　　12片×4板/盒　　　3片 po bid

【处方问题】

用药不适宜处方：山豆根用量不适宜；违反禁忌用药。

【处方分析】

根据2020版《中国药典》山豆根【性味与归经】苦、寒，有毒，【用法与用量】3～6g，根据《新编临床用药参考》及以往文献报道：山豆根中毒的主要原因是超剂量用药（大于10g），毒性反应程度也与用量有关，用量大者反应重，反之则轻。因此，应用时应严格掌握剂量，一般以3～6g为宜，有效避免中毒。

牛黄解毒片由人工牛黄、雄黄、石膏、大黄、黄芩、桔梗、冰片、甘草，为孕妇禁用药，属于违反禁忌用药。

【干预建议】

鉴于该患者为妊娠患者，建议医师删除山豆根和牛黄解毒片。

案例 ⑱

【处方描述】

（1）患者信息

性别：男　　年龄：60岁

（2）临床诊断：风湿性关节炎［风湿瘀阻证］

（3）处方内容

痹祺胶囊	12粒×4板/盒	4粒 po tid
腰痛宁胶囊	10粒×3板/盒	6粒 po qd

【处方问题】

不规范处方：重复用药。

【处方分析】

痹祺胶囊由马钱子粉、地龙、党参、茯苓、白术、甘草、川芎、丹参、三七、牛膝组成，主要用于气血不足、风湿瘀阻，肌肉关节酸痛，关节肿大，僵硬变形或肌肉萎缩，气短乏力；风湿、类风湿性关节炎，腰肌劳损，软组织损伤属上述证候者；腰痛宁胶囊由马钱子粉、土鳖虫、川牛膝、甘草、麻黄、乳香（醋制）、没药（醋制）、全蝎、僵蚕（麸炒）、苍术（麸炒）组成，主要用于用于腰椎间盘突出症、腰椎增生症、坐骨神经痛、腰肌劳损、腰肌纤维炎、慢性风湿性关节炎。两个中成药中同时含有马钱子粉，2020版《中华人民共和国药典》规定马钱子不宜多服久服，处方存在重复用药。

【干预建议】

建议医师删除腰痛宁胶囊。

案例 ⑲

【处方描述】

（1）患者信息

性别：女　　年龄：10岁

（2）临床诊断：咳嗽［风邪证］

（3）处方内容

宣肺止嗽合剂	20ml/支×6支/盒	20ml po tid

【处方问题】

用药不适宜处方：违反禁忌用药。

【处方分析】

宣肺止嗽合剂由荆芥、前胡、桔梗、百部（蜜炙）、紫菀（蜜炙）、陈皮、鱼腥草、薄荷、罂粟壳（蜜炙）、甘草（蜜炙），2020年版《中国药典》罂粟壳酸、涩，平；有毒，本品易成瘾，不宜常服；孕妇及儿童禁用；该患者为儿童，因此，违反禁忌用药。

【干预建议】

建议医师更换其它止咳药物。

案例 ⓴

【处方描述】

（1）患者信息

性别：女　　年龄70岁

（2）临床诊断：皮肤湿疹［风邪证］

（3）处方内容

蛇床子5g	防风9g	白芷10g	羌活10g
当归10g	土荆芥20g	茵陈10g	关黄柏10g
甘草片6g			

共7剂，每日一剂，水煎400ml，分早晚2次饭后温服

【处方问题】

用药不适宜处方：土荆芥超量使用。

【处方分析】

根据《广东省中药材标准》（第三版），土荆芥用量为3~9g，有小毒。根据《中药处方格式及书写规范》中药饮片用法用量应当符合《中华人民共和国药典》规定，超剂量使用时，应当在药品上方再次签名。

【干预建议】

建议医师将土荆芥用量修改至3~9g范围内。

参考文献

［1］《医疗用毒性药品管理办法》（国务院令第23号）.

［2］《关于贯彻执行〈医疗用毒性药品管理办法〉的通知》卫药字（1989）第27号.

［3］关于《〈医疗用毒性药品管理办法〉的补充规定》卫药政发（90）第92号.

［4］国家药典委员会.中华人民共和国药典：一部［S］2020年版.北京：中国医药出版社，2020.

［5］国家中医药管理局卫生部，关于印发《医院中药饮片管理规范》的通知，国中医药发〔2007〕11号.

［6］《中药饮片临床应用规范》（T/CACM1362–2021）中华中医药学会.

［7］梅全喜，曹俊岭主编.中药临床药学［M］.北京：人民卫生出版社，2013.

第四章　中成药处方审核要点

第一节　中成药概述

中成药是在中医药理论指导下，以中药饮片为原料，按规定的处方和标准制成具有一定规格的剂型，可直接用于防治疾病的制剂。中成药属"成品制剂"，是从方剂的成方中衍生而来。它的组成、主治、剂型、用量都是固定不变的，既可经医生诊治后处方给药，也可由患者根据自己的病情、经验直接购买。其中中药注射剂系指在中医药理论的指导下，以中药饮片单方或组方为原料，采用现代技术手段提取、纯化后制成的供注入体内的溶液、乳状液及供临用前配制成溶液的粉末或浓溶液的无菌制剂。中药注射剂药效迅速，便于昏迷、急症、重症、不能吞咽等情况的患者使用。

一、中成药的常用剂型

中成药按使用方法分内服，外用和注射三种。

内服中成药的常用剂型为丸剂、散剂、颗粒剂、片剂、胶囊剂等，主要适用于脏腑气血异常所导致的各种疾患。外用中成药常用的剂型有膏贴剂、搽剂、栓剂、滴鼻剂、滴眼剂、气雾剂等，主要适用于疮疡、外伤、皮肤及五官科的多种疾患。中药注射剂有静脉、肌肉、穴位注射之分，一般由医护人员按严格的程序进行操作，以免出现医疗事故。

1.**散剂**　散剂是将药物粉碎，混合均匀，制成粉末状制剂，散剂可分为口服散剂和局部用散剂。口服用散剂为细粉，儿科用和局部用散剂应为最细粉。口服散剂一般溶于或分散于水、稀释液或者其他液体中服用，也可直接用水送服。局部用散剂可供皮肤、口腔、咽喉、腔道等处应用。散剂的特点是制作简便，吸收较快，节省药材，便于服用及携带。李东垣说："散者散也，去急病用之。"外用散剂一般作为外敷，掺散疮面或患病部位，如金黄散、生肌散；亦有作点眼、吹喉等用，如八宝眼药、冰硼散等。

2.**丸剂**　丸剂系指原料药物与适宜的辅料制成的球形或类球形固体制剂。丸剂与汤剂相比，吸收较慢，药效持久，节省药材，便于服用与携带。李东垣说："丸者缓也，舒缓而治之也。"，适用于慢性、虚弱性疾病，如六味地黄丸等。但也有丸剂药性比较峻猛，多为芳香类药物与剧毒药物，不宜作汤剂煎服，如安宫牛黄丸、舟车丸等。常用的丸剂有蜜丸、水丸、糊丸、浓缩丸、滴丸等。

（1）蜜丸　系指饮片细粉以炼蜜为黏合剂制成的丸剂。其中每丸重量在0.5g以上（含0.5g）的称大蜜丸，每丸重量在0.5g以下的称小蜜丸。蜜丸性质柔润，作用缓和持久，并有补益和矫味作用，常用于治疗慢性病和虚弱性疾病，需要长期服用，如理中丸等。

（2）水丸　俗称水泛丸，系指饮片细粉以水（或根据制法用黄酒、醋、稀药汁、糖液、含5%以下炼蜜的水溶液等）为黏合剂制成的丸剂。水丸较蜜丸崩解、溶散得快，吸收、起效快，易于吞服，适用于多种疾病，如银翘解毒丸、保和丸、左金丸、越鞠丸等。

（3）糊丸　系指饮片细粉以米粉、米糊或面糊等为黏合剂制成的丸剂。糊丸粘合力强，质地坚硬，崩解、溶散迟缓，内服可延长药效，减轻剧毒药的不良反应和对胃肠的刺激，如舟车丸、黑锡丹等。

（4）浓缩丸　系指饮片或部分饮片提取浓缩后，与适宜的辅料或其余饮片细粉，以水、炼蜜或炼蜜和水等为黏合剂制成的丸剂。根据所用黏合剂的不同，分为浓缩水丸、浓缩蜜丸和浓缩水蜜丸等。因其体积小，有效成分高，服用剂量小，可用于治疗多种疾病，如六味地黄浓缩丸、逍遥丸（浓缩丸）等。

（5）滴丸　系指原料药物与适宜的基质加热熔融混匀，滴入不相混溶、互不作用的冷凝介质中制成的球形或类球形制剂。滴丸制作方便，服用量少，特别适用于含液体药物或刺激性的药物制丸，以增加药物的稳定性，减少刺激性，掩盖不良气味等。常用品种有如苏冰滴丸、速效救心丸、复方丹参滴丸等。

3.膏剂　膏剂是将药物用水或植物油煎熬去渣而制成的剂型，有内服和外用两类。内服膏剂有流浸膏、浸膏、煎膏三种；外用膏剂分软膏、硬膏两种。其中流浸膏与浸膏多数用于调配其他制剂使用，如合剂、糖浆剂、冲剂、片剂等。现将煎膏与外用膏剂分述如下：

（1）煎膏　又称膏滋，系指饮片用水煎煮，取煎煮液浓缩，加炼蜜或糖（或转化糖）制成的半流体制剂。其特点是体积小、含量高、便于服用、口味甜美、有滋润补益作用，一般用于慢性虚弱性患者，有利于较长时间用药，如鹿胎膏、八珍益母膏等。

（2）软膏　又称药膏，是将原料药物与油脂性或水溶性基质混合制成的均匀的半固体外用制剂。其中用乳剂型基质的亦称乳膏剂，多用于皮肤、粘膜或疮面。软膏具有一定的黏稠性，外涂后渐渐软化或熔化，使药物慢慢吸收，持久发挥疗效，适用于外科疮疡疖肿、烧烫伤等疾病，如青鹏软膏、丹皮酚软膏、除湿止痒软膏等。

（3）硬膏　又称膏药，古称薄贴。它是以植物油将药物煎至一定程度，去渣，煎至滴水成珠，加入黄丹等搅匀，冷却制成的硬膏。用时加温摊涂在布或纸上，软化后贴于患处或穴位上，可治疗局部疾病和全身性疾病，如疮疡肿毒、跌打损伤、风湿痹证以及腰痛、腹痛等，常用的有狗皮膏、暖脐膏等。

4.酒剂　又称药酒，古称酒醴。酒剂系指饮片用蒸馏酒提取调配而制成的澄清液体制剂。生产酒剂所用的饮片，一般应适当粉碎，生产内服酒剂应以谷类酒为原料。酒有活血通络、易于发散和助长药效的特性，故常在祛风通络和补益剂中使用，如风湿药酒、参茸药酒、五加皮酒等。外用酒剂尚可祛风活血、止痛消肿。

5.丹剂　有内服和外用两种。内服丹剂没有固定剂型，有丸剂，也有散剂，每以药品贵重或药效显著而名之曰丹，如至宝丹、活络丹等。外用丹剂亦称丹药，是以某些矿物类药经高温烧炼制成的不同结晶形状的制品。常研粉涂撒疮面，治疗疮疡痈疽，亦可制成药条、药线和外用膏剂应用。

6.茶剂　茶剂系指饮片或提取物（液）与茶叶或其他辅料混合制成的内服制剂。用时以沸水泡汁或煎汁，不定时饮用。大多用于治疗感冒、食积、腹泻，近年来又有许多健身、减肥的新产品，如午时茶、刺五加茶、减肥茶等。茶剂可分为块状茶剂、袋装茶剂和煎煮茶剂。

（1）块状茶剂　可分为不含糖块状茶剂和含糖块状茶剂。不含糖块状茶剂系指饮片粗粉、碎片与茶叶或适宜的黏合剂压制成块状的茶剂；含糖块状茶剂系指提取物、饮片细粉与蔗糖等辅料压制成块状的茶剂。

（2）袋装茶剂　系指茶叶、饮片粗粉或部分饮片粗粉吸收提取液经干燥后，装入袋的茶剂，其中装入饮用茶袋的又称袋泡茶剂。

（3）煎煮茶剂　系指将饮片适当碎断后，装入袋中，供煎服的茶剂。

7.露剂　亦称药露，系指含挥发性成分的饮片用水蒸气蒸馏法制成的芳香水剂。一般作为饮料及清凉解暑剂，常用的有金银花露、青蒿露等。

8.**锭剂**　系指饮片细粉与适宜黏合剂（或利用饮片细粉本身的黏性）制成不同形状的固体制剂，有纺锤形、圆柱形、条形等，可供外用与内服。内服，取研末调服或磨汁服；外用，则磨汁涂患处，常用的有紫金锭、万应锭等。

9.**栓剂**　古称坐药或塞药，系指原料药物与适宜基质等制成供腔道给药的固体制剂，用于腔道并在其间融化或溶解而释放药物，有杀虫止痒、润滑、收敛等作用。《伤寒杂病论》中曾有蛇床子散坐药及蜜煎导法，即最早的阴道栓与肛门栓。近年来栓剂发展较快，可用以治疗全身性疾病。它的特点是通过直肠（也有用于阴道）黏膜吸收，有50%～70%的药物不经过肝脏而直接进入大循环，一方面减少药物在肝脏中的"首过效应"，同时减少药物对肝脏的毒性和副作用，还可以避免胃肠液对药物的影响及药物对胃黏膜的刺激作用。婴幼儿直肠给药尤为方便，常用的有小儿解热栓、消痔栓等。

10.**片剂**　片剂系指原料药物或与适宜的辅料制成的圆形或异形的片状固体制剂。中药还有浸膏片、半浸膏片和全粉片等，片剂用量准确，体积小，如牛黄解毒片、银翘解毒片等。味很苦或具恶臭的药物压片后可再包糖衣，使之易于服用。如需在肠道吸收的药物，则又可包肠溶衣，使之在肠道中崩解。此外，尚有口含片、泡腾片等。

11.**胶囊剂**　系指原料药物或与适宜辅料充填于空心胶囊或密封于软质囊材中制成的固体制剂。胶囊剂主要是硬胶囊剂，将一定量的药材提取物与药粉或辅料制成均匀的粉末或颗粒，充填于空心胶囊中制成；或将药材粉末直接分装于空心胶囊中制成，如全天麻胶囊、羚羊感冒胶囊等。胶囊剂还有软胶囊剂（胶丸）和肠溶胶囊剂。

12.**颗粒剂（冲剂）**　系指原料药物与适宜的辅料混合制成具有一定粒度的干燥颗粒状制剂，分为可溶性（板蓝根）、混悬性与泡腾性三种。单剂量颗粒剂压制成块状的称冲剂。颗粒剂较丸剂、片剂作用快；较汤剂、糖浆剂体积小、重量轻、口感好、服用简便，易于携带运输，但易吸潮结块。常用的有感冒退热冲剂、复方羚角冲剂等。

13.**糖浆剂**　系指含有原料药物的浓蔗糖水溶液。糖浆剂具有味甜量小、服用方便、吸收较快等特点，适用于儿童服用，如止咳糖浆、桂皮糖浆等。

14.**合剂（口服液）**　系指饮片用水或其他溶剂，采用适宜的方法提取制成的口服液体制剂，单剂量包装者又称口服液，是合剂的现代剂型。合剂是在汤剂的基础上改革和发展起来的，是将汤剂进一步提取、精制、浓缩，在制备过程中最大限度去除杂质，保留药物的有效成分，有吸收快、作用快的特点，如人参蜂王浆口服液、杞菊地黄口服液等。

以上诸种剂型各有特点，临证应根据病情与方剂特点酌情选用。此外，尚有灸剂、熨剂、灌肠剂、搽剂、气雾剂等，临床中都在广泛应用，而且还在不断研制新剂型，以提高药效，便于临床使用。

总之，在临床上选用中成药的剂型时，应对患者的病情、体质认真分析，并根据剂型的特点，加以合理选用，充分发挥临床疗效和使用效果。

二、中成药分类及临床应用

中成药分类的方法较多，按药品功能与用途分类，可分为内科用药、外科用药、肿瘤用药、妇科用药、眼科用药、耳鼻喉科用药、骨伤科用药、皮肤科用药等。按中成药的功效可分为以下20类。

（一）解表剂

解表剂是以麻黄、桂枝、荆芥、薄荷等药物为主组成，具有发汗、解肌、透疹等作用，用以治疗表证的中成药。解表剂分为辛温解表、辛凉解表和扶正解表三大类。临床以恶寒发热、舌苔薄白或黄、脉浮等为辨证要点。

临床可用于治疗普通感冒、流行性感冒、上呼吸道感染、扁桃体炎、咽炎等见上述症状者。

1.辛温解表剂 适用于外感风寒表证。症见恶寒发热、头项强痛、肢体酸痛、口不渴、无汗或汗出、舌苔薄白、脉浮紧或浮缓等。例如九味羌活丸（颗粒）。

2.辛凉解表剂 适用于外感风热证。症见发热、微恶风寒、头痛、口渴、咽痛，或咳嗽、舌尖红、苔薄白或兼微黄、脉浮数等。例如银翘解毒丸（颗粒、胶囊、片）、桑菊感冒片。

3.扶正解表剂 适用于正气虚弱复感外邪而致的表证。可根据气血阴阳虚损的不同有所区别。气虚感冒者症见反复感冒、低热汗出、倦怠、舌质淡有齿痕、苔薄、脉弱等。例如玉屏风颗粒（口服液）、参苏丸（胶囊）。

注意事项：（1）服用解表剂后宜避风寒，或增衣被，或辅之以粥，以助汗出；（2）解表取汗，以遍身持续微汗为最佳。若汗出不彻，则病邪不解；汗出太多，则耗伤气津，重则导致亡阴亡阳之变；（3）汗出病瘥，即当停服，不必尽剂；（4）服用解表剂时忌生冷、油腻之品，多饮水，注意休息；（5）若外邪已入里，或麻疹已透，或疮疡已溃，或虚证水肿，均不宜使用。

（二）泻下剂

泻下剂是以大黄、芒硝、火麻仁等药物为主组成，具有通利大便、泻下积滞、荡涤实热或攻逐水饮、寒积等作用，用以治疗里实证的中成药。泻下剂分为寒下、温下、润下、逐水及攻补兼施五类。临床以大便秘结不通、少尿、无尿、胸水、腹水等为辨证要点。

临床可用于治疗便秘、肠梗阻、急性胰腺炎、急性胆囊炎、幽门梗阻、胸腔积液、腹水等见上述症状者。

1.寒下剂 适用于里热与积滞互结之实证。症见便秘、腹部或满或胀或痛，或潮热、苔黄、脉实等。例如三黄片（胶囊、丸）、当归龙荟丸、复方芦荟胶囊。

2.温下剂 适用于因寒成结之里实证。症见大便秘结、脘腹胀满、腹痛喜温、手足不温，甚或厥冷、脉沉紧等。例如苁蓉通便口服液。

3.润下剂 适用于肠燥津亏之大便秘结证。症见大便干结、小便短赤、舌苔黄燥、脉滑实等。例如麻仁润肠丸（软胶囊）、麻仁滋脾丸。

4.逐水剂 适用于水饮壅盛之实里证。症见胸胁引痛或水肿腹胀、二便不利、脉实有力等。例如舟车丸。

5.攻补兼施剂 适用于里实正虚的大便秘结证。症见脘腹胀满、大便秘结兼气血阴津不足之表现。例如便通胶囊（片）。

注意事项：（1）泻下剂作用峻猛，大都易于耗损胃气，中病即止，慎勿过剂；（2）老年体虚，新产血亏，病后津伤，以及亡血家等，应攻补兼施，虚实兼顾。

（三）和解剂

和解剂是以柴胡、黄芩、青蒿、白芍、半夏等药物为主组成，具有和解少阳、调和肝脾、调和肠胃等作用，用以治疗邪在少阳、胃肠不和、肝脾不和的中成药。和解剂分为和解少阳、调和肝脾、调和肠胃三类。临床以寒热往来、胸胁满闷、呕吐下利等为辨证要点。

临床可用于治疗疟疾、感冒、各类肝炎、胆囊炎、慢性肠炎、慢性胃炎、胃肠功能紊乱等见上述症状者。

1. 和解少阳剂 适用于邪在少阳证。症见往来寒热、胸胁苦满、心烦喜呕以及口苦、咽干、目眩等。例如小柴胡颗粒（片）。

2. 调和肝脾剂 适用于肝脾不和证。症见脘腹胸胁胀痛、神疲食少、月经不调、腹痛泄泻、手足不温等。例如加味逍遥丸、逍遥丸（颗粒）。

3. 调和肠胃剂 适用于肠胃不和证。症见心下痞满、恶心呕吐、脘腹胀痛、肠鸣下利等。例如半夏泻心汤等。

注意事项：（1）本类方剂以祛邪为主，纯虚不宜用；（2）临证使用要辨清表里、上下、气血以及寒热虚实的多少选用相应的中成药。

（四）清热剂

清热剂是以金银花、连翘、板蓝根、大青叶、黄芩、黄连、黄柏、栀子等药物为主组成，具有清热泻火、凉血解毒及滋阴透热等作用，用以治疗里热证的中成药。清热剂分为清气分热（清热泻火）、清营凉血、清热解毒、气血两清、清脏腑热、清虚热等六类。临床以发热、舌红苔黄、脉数等为辨证要点。

临床可用于治疗各种感染性与非感染炎症性疾病如流感、流行性乙型脑炎、流行性脑脊髓膜炎、牙龈炎、急性扁桃体炎、流行性腮腺炎、各类肺炎、肝炎、胃肠炎、败血症、流行性出血热等见上述症状者。

1. 清气分热（清热泻火）剂 适用于热在气分、热盛津伤之证。症见身热不恶寒、反恶热、大汗、口渴饮冷、舌红苔黄、脉数有力等。例如牛黄上清丸（胶囊、片）、黄连上清丸（颗粒、片、胶囊）。

2. 清营凉血剂 适用于邪热传营，或热入血分证。症见身热夜甚、神烦少寐、时有谵语，或斑疹隐隐、发斑、出血、昏狂、舌绛、脉数等。例如石龙清血颗粒、五福化毒丸、新雪丸（颗粒、胶囊、片）。

3. 清热解毒剂 适用于火热毒邪引起的各类病证。症见口舌生疮、咽喉肿痛、便秘溲赤；或大热渴饮、谵语神昏、吐衄发斑、舌绛唇焦；或头面红肿焮痛、痈疡疔疮、舌苔黄燥及外科的热毒痈疡等。例如西黄丸（胶囊）、双黄连合剂（颗粒、胶囊、片）、银黄颗粒（片）、板蓝根颗粒、季德胜蛇药片、连翘败毒丸（膏、片）、如意金黄散。

4. 清脏腑热剂 适用于火热邪毒引起的脏腑火热证。

心经热盛症见心烦、口舌生疮或小便涩痛、舌红脉数；肝胆火旺症见头痛、目赤、胁痛、口苦、舌红苔黄、脉弦数有力；肺热症见咳嗽气喘、发热、舌红苔黄、脉细数；热蕴脾胃症见牙龈肿痛、溃烂、口臭、便秘、舌红苔黄、脉滑数；湿热蕴结肠腑可见腹痛腹泻、脓血便、里急后重、舌苔黄腻、脉弦数。例如牛黄清心丸、龙胆泻肝丸、护肝片（颗粒、胶囊）、茵栀黄颗粒（口服液）、复方黄连素片。

5.清虚热剂　适用于阴虚内热之证。症见夜热早凉、舌红少苔，或骨蒸潮热，或久热不退之虚热证。例如知柏地黄丸。

6.气血两清剂　适用于疫毒或热毒所致的气血两燔证。症见大热烦渴、吐衄、发斑、神昏谵语等。例如清瘟解毒丸（片）。

注意事项：（1）中病即止，不宜久服；（2）注意辨别热证的部位；（3）辨别热证真假、虚实；（4）对于平素阳气不足，脾胃虚弱之体，可配伍醒脾和胃之品；（5）如服药呕吐者，可采用凉药热服法。

（五）祛暑剂

祛暑剂是以藿香、佩兰、香薷、鲜银花、鲜扁豆花、鲜荷叶、西瓜皮等药物为主组成，具有祛除暑邪的作用，用以治疗暑病的中成药。祛暑剂分为祛暑解表、祛暑清热、祛暑利湿和清暑益气四类。临床以身热、面赤、心烦、小便短赤、舌红脉数或洪大为辨证要点。

临床可用于治疗胃肠型感冒、急性胃肠炎、小儿腹泻等见上述症状者。

1.祛暑清热剂　适用于夏月感受暑热之证。症见身热心烦、汗多口渴等。例如甘露消毒丸。

2.祛暑解表剂　适用于暑气内伏，兼外感风寒证。症见恶寒发热、无汗头痛、心烦口渴等。例如藿香正气水（丸、胶囊）、保济丸。

3.祛暑利湿剂　适用于感冒挟湿证。症见身热烦渴、胸脘痞闷、小便不利等。例如十滴水。

4.清暑益气剂　适用于暑热伤气，津液受灼证。症见身热烦渴、倦怠少气、汗多脉虚等。例如清暑益气丸。

注意事项：（1）暑多挟湿，祛暑剂中多配伍祛湿之品，但不能过于温燥，以免耗伤气津；（2）忌生冷、油腻饮食。

（六）温里剂

温里剂是以制附子、干姜、肉桂、吴茱萸、小茴香、高良姜等药物为主组成，具有温里助阳、散寒通脉等作用，用以治疗里寒证的中成药。温里剂分为温中祛寒、回阳救逆、温经散寒三大类。临床以畏寒肢凉、喜温蜷卧、面色苍白、口淡不渴、小便清长、脉沉迟或缓为辨证要点。

临床可用于治疗慢性胃炎、胃及十二指肠溃疡、血栓闭塞性脉管炎、风湿性关节炎等见上述症状者。

1. 温中祛寒剂　适用于中焦虚寒证。症见脘腹疼痛、呕恶下利、不思饮食、肢体倦怠、手足不温、口淡不渴、舌苔白滑、脉沉细或沉迟等。例如附子理中丸（片）、黄芪建中丸。

2. 回阳救逆剂　适用于阳气衰微，阴寒内盛，甚至阴盛格阳或戴阳的危重病证。症见四肢厥逆、恶寒蜷卧、呕吐腹痛、下利清谷、精神萎靡、脉沉细或沉微等。例如参附注射液。

3. 温经散寒剂　适用于寒凝经脉证。症见手足厥寒，或肢体疼痛，或发阴疽等。例如代温灸膏。

注意事项：（1）凡实热证、素体阴虚内热、失血伤阴者不宜用；（2）孕妇及气候炎热时慎用。

（七）表里双解剂

表里双解剂是以解表药与治里药为主组成，具有表里双解作用，用以治疗表里同病的中成药。表里双解剂分为解表攻里、解表清里、解表温里三类。临床以表寒里热、表热里寒、表实里虚、表虚里实以及表里俱寒、表里俱热、表里俱虚、表里俱实等表现为辨证要点。

临床用于治疗急性胰腺炎、急性胆囊炎、胆石症、胃及十二指肠溃疡、肥胖症、习惯性便秘、痔疮、痢疾、胃肠型感冒、急性肾炎等有表里同病表现者。

1. 解表攻里剂　适用于外有表邪，里有实积之证。既有表寒或表热的症状，又有里实表现。例如防风通圣丸（颗粒）。

2. 解表清里剂　适用于表证未解，里热已炽之证。既有表寒或表热的症状，又见里热表现。例如葛根芩连丸。

3. 解表温里剂　适用于外有表证而里有寒象之证。临床兼见表寒与里寒的症状。小青龙胶囊（合剂、颗粒、糖浆）、五积散。

注意事项：（1）必须具备既有表证，又有里证者，方可应用，否则不相宜；（2）辨别表证与里证的寒、热、虚、实，然后针对病情选择适当的中成药；（3）分清表证与里证的轻重主次。

（八）补益剂

补益剂是以人参、黄芪、黄精、玉竹、当归、熟地、女贞子、鹿茸、肉苁蓉等药物为主组成，具有补养人体气、血、阴、阳等作用，用以治疗各种虚证的中成药。补益剂分为补气、补血、气血双补、补阴、补阳、阴阳双补六种，临床以气、血、阴、阳虚损不足诸症表现为辨证要点。

临床可用于治疗慢性心力衰竭、贫血、休克、衰老、退行性病变、内分泌与代谢性疾病出现气血阴阳虚损表现者。

1.补气剂　适用于脾肺气虚证。症见肢体倦怠乏力、少气懒言、语声低微、动则气促、面色萎黄、食少便溏、舌淡苔白、脉弱或虚大，甚或虚热自汗，或脱肛、子宫脱垂等。例如参苓白术散（丸、颗粒）、补中益气丸（颗粒）。

2.补血剂　适用于血虚病证。症见面色无华、头晕、眼花、心悸失眠、唇甲色淡、妇女经水愆期、量少色淡、脉细数或细涩、舌质淡红、苔滑少津等。例如归脾丸（合剂）、当归补血丸。

3.气血双补剂　适用于气血两虚证。症见面色无华、头晕目眩、心悸气短、肢体倦怠、舌质淡、苔薄白、脉虚细等。例如八珍益母丸（胶囊）、乌鸡白凤丸（胶囊、片）、人参养荣丸。

4.补阴剂　适用于阴虚证。症见肢体羸瘦、潮热颧红、五心烦热、口燥咽干、大便干燥、小便短黄，甚则骨蒸盗汗、呛咳无痰、梦遗滑精、腰酸背痛、脉沉细数、舌红少苔、少津等。例如六味地黄丸、杞菊地黄丸（胶囊、片）、生脉饮（颗粒、胶囊、注射液）、百合固金丸。

5.补阳剂　适用于阳虚证。症见腰膝酸痛无力、四肢不温、少腹拘急冷痛、小便不利，或小便频数、阳痿早泄、肢体羸瘦、消渴、脉沉细或尺脉沉伏等。例如金匮肾气丸（片）、四神丸（片）。

6.阴阳双补　适用于阴阳两虚证。症见头晕目眩、腰膝酸软、阳痿遗精、畏寒肢冷、午后潮热等。例如补肾益脑片。

注意事项：（1）辨治虚证，辨别真假；（2）体质强壮者不宜补，邪气盛者慎用；（3）脾胃素虚宜先调理脾胃，或在补益方中佐以健脾和胃、理气消导的中成药；（4）服药时间以空腹或饭前为佳。

（九）安神剂

安神剂是以磁石、龙齿、珍珠母、远志、酸枣仁、柏子仁等药物为主组成，具有安定神志作用，用以治疗各种神志不安疾患的中成药。安神剂分为重镇安神和滋养安神两类。临床以失眠、心悸、烦躁、惊狂等为辨证要点。

临床可用于治疗睡眠异常（失眠）、神经官能症、甲状腺机能亢进症、高血压、心律失常等出现上述症状者。

1.重镇安神剂 适用于心阳偏亢之证。症见烦乱、失眠、惊悸、怔忡等。例如磁朱丸、朱砂安神丸。

2.滋养安神剂 适用于阴血不足，心神失养证。症见虚烦少寐、心悸盗汗、梦遗健忘、舌红苔少等。例如天王补心丸（片）、养血安神丸、柏子养心丸（片）。

注意事项：（1）重镇安神类多由金石药物组成，不宜久服，以免有碍脾胃运化，影响消化功能；（2）素体脾胃不健，服用安神剂时可配合补脾和胃的中成药。

（十）开窍剂

开窍剂是以麝香、冰片、石菖蒲等芳香开窍药物为主组成，具有开窍醒神等作用，用以治疗神昏窍闭（神志障碍）、心痛彻背诸证的中成药。开窍剂分为凉开（清热开窍）和温开（芳香开窍）两类。临床以神志障碍、情志异常为辨证要点。

临床可用于治疗急性脑血管病、流行性乙型脑炎、流行性脑脊髓膜炎、尿毒症、肝昏迷，癫痫、冠心病心绞痛、心肌梗死等见上述症状者。

1.凉开（清热开窍）剂 适用于温邪热毒内陷心包的热闭证。症见高热、神昏谵语，甚或痉厥等。例如安宫牛黄丸、清开灵注射液（胶囊、片、颗粒）、安脑丸、局方至宝丸。

2.温开（芳香开窍）剂 适用于中风、中寒、痰厥等属于寒闭之证。症见突然昏倒、牙关紧闭、神昏不语、苔白脉迟等。例如苏合香丸、十香返生丸。

注意事项：（1）神昏有闭与脱之分，闭证可用本类药物治疗，同时闭症要与祛邪药同用，脱证不宜使用；（2）孕妇慎用或忌用；（3）开窍剂久服易伤元气，故临床多用于急救，中病即止。

（十一）固涩剂

固涩剂是以麻黄根、浮小麦、五味子、五倍子、肉豆蔻、桑螵蛸、金樱子、煅龙骨、煅牡蛎等药物为主组成，具有收敛固涩作用，用以治疗气、血、精、津耗散滑脱之证的中成药。固涩剂分为固表止汗、敛肺止咳、涩肠固脱、涩精止遗、固崩止带五类。临床以自汗、盗汗、久咳、久泻、遗精、滑泄、小便失禁、崩漏、带下等为辨证要点。

临床可用于治疗肺结核、植物神经功能失调、小儿遗尿、神经性尿频、神经衰弱、功能性子宫出血、产后出血过多、慢性咳嗽等见上述症状者。

1.固表止汗剂 适用于体虚卫外不固，阴液不能内守证。症见自汗、盗汗。例如玉屏风颗粒。

2.敛肺止咳剂 适用于久咳肺虚，气阴耗伤证。症见咳嗽、气喘、自汗、脉虚数等。例如固本咳喘片。

3.涩肠固脱剂 适用于泻痢日久不止，脾肾虚寒，以致大便滑脱不禁证。症见久泻久痢或五更泄泻、完谷不化、形寒肢冷、腰膝冷痛等。例如固肠止泻丸。

4.涩精止遗剂 适用于肾气不足，膀胱失约证或肾虚封藏失职，精关不固证。症见遗精滑泄或尿频遗精等。例如缩泉丸（胶囊）、金锁固精丸。

5.固崩止带剂 适用于妇女崩中漏下，或带下日久不止等证。症见月经过多、漏下不止或带下量多不止等。例如千金止带丸。

注意事项：固涩剂为正虚无邪者设，故凡外邪未去，误用固涩剂，则有"闭门留寇"之弊。

（十二）理气剂

理气剂是以枳实、陈皮、厚朴、沉香等药物为主组成，具有行气或降气作用，用以治疗气滞或气逆的中成药。理气剂分为行气剂和降气剂。临床以脘腹胀痛、嗳气吞酸、恶心呕吐、大便不畅、胸胁胀痛、游走不定、情绪抑郁、月经不调或喘咳为辨证要点。

临床可用于治疗抑郁症、更年期综合征、肠胃功能紊乱、慢性肝炎、慢性结肠炎、慢性胃炎、慢性胆囊炎等见上述症状者。

1.行气剂 适用于气机郁滞证。行气剂可分为理气疏肝、疏肝散结、理气和中、理气止痛等。气滞证可见脘腹胀满、嗳气吞酸、呕恶食少、大便失常或胸胁胀痛，或疝气痛，或月经不调，或痛经。例如逍遥丸（颗粒）、胃苏颗粒、元胡止痛片（颗粒、胶囊、滴丸）、三九胃泰颗粒、气滞胃痛颗粒（片）、妇科十味片。

2.降气剂 适用于气机上逆之证。症见咳喘、呕吐、嗳气、呃逆等。例如苏子降气丸。

注意事项：（1）理气药物大多辛温香燥，易于耗气伤津，助热生火，当中病即止，慎勿过剂；（2）年老体弱、阴虚火旺、孕妇或素有崩漏吐衄者应慎用。

（十三）理血剂

理血剂是以桃仁、红花、川芎、赤芍、三棱、莪术、乳香、没药等药物为主组成，具有活血祛瘀或止血作用，用以治疗各类瘀血或出血病证的中成药。理血剂分为活血祛瘀与止血两类。临床以刺痛有定处、舌紫黯、瘀斑瘀点、痛经、闭经、病理性肿块及各种出血病症（吐血、衄血、咳血、尿血、便血、崩漏及外伤）为辨证要点。

临床可用于治疗各类骨折、软组织损伤、缺血性疾病（冠心病、缺血性脑血管病）、血管性疾病、血液病、风湿病、肿瘤等有瘀血表现及各类出血性疾病如外伤出血、月经过多、血小板减少性紫癜等见上述表现者。

1.活血剂 又可分为活血化瘀、益气活血、温经活血、养血活血、凉血散瘀、化瘀消癥、散瘀止血、接筋续骨剂。适用于蓄血及各种瘀血阻滞跌打损伤病证。症见刺痛有定处、舌紫暗、舌上有青紫斑或紫点、腹中或其他部位有肿块、疼痛拒按、按之坚硬、固定不移等。例如丹参注射液、麝香保心丸、复方丹参片（胶囊、颗粒、滴丸）、血府逐瘀丸（胶囊）、冠心苏合丸（胶囊、软胶囊）、速效救心丸、地奥心血康胶囊、通心络胶囊、益母草膏（颗粒、片、胶囊）、接骨七厘散、伤科接骨片、云南白药（胶囊、膏、酊、气雾剂）、活血止痛散（胶囊）、舒筋活血丸（片）、颈舒颗粒、狗皮膏。

2.止血剂 适用于血溢脉外的出血证。症见吐血、衄血、咳血、便血、尿血、崩漏等。例如槐角丸、三七胶囊（片）。

注意事项：（1）妇女经期、月经过多及孕妇均当慎用或禁用活血祛瘀剂；

（2）逐瘀过猛或久用逐瘀，均易耗血伤正，只能暂用，不能久服，中病即止。

（十四）治风剂

治风剂是以川芎、防风、羌活及羚羊角、钩藤、石决明、天麻等药物为主组成，具有疏散外风或平息内风等作用，用于治疗风病的中成药。治风剂分为疏散外风和平息内风两类。临床以头痛、口眼㖞斜、肢体痉挛、眩晕头痛、猝然昏倒、半身不遂或高热、抽搐、惊厥等为辨证要点。

临床可用于治疗偏头痛、面神经麻痹、破伤风、急性脑血管病、高血压脑病、妊娠高血压、癫痫发作、震颤麻痹、小儿高热惊厥、流行性乙型脑炎、流行性脑脊髓膜炎等见上述症状者。

1.疏散外风剂 适用于外风所致病证。症见头痛、恶风、肌肤瘙痒、关节屈伸不利，或口眼歪斜，甚则角弓反张等。例如川芎茶调丸（散、颗粒、片）、疏风活络丸。

2.平息内风剂 适用于内风证。症见眩晕、震颤、四肢抽搐、语言蹇涩、足废不用，甚或卒然昏倒、不省人事、口角歪斜、半身不遂等。例如天麻钩藤颗粒、松龄血脉康胶囊、华佗再造丸。

注意事项：（1）应注意区别内风与外风；（2）疏散外风剂多辛香走窜，易伤阴液而助阳热，故阴津不足或阴虚阳亢者应慎用。

（十五）治燥剂

治燥剂是以桑叶、杏仁、沙参、麦冬、生地、熟地、玄参等药物为主组成，具有轻宣外燥或滋阴润燥等作用，用于治疗燥证的中成药。治燥剂分为轻宣外燥剂与滋阴润燥剂。临床以干咳少痰、口渴、鼻燥、消渴、便秘、舌红为辨证要点。

临床可用于治疗上呼吸道感染、慢性支气管炎、肺气肿、百日咳、肺炎、支气管扩张、肺癌、习惯性便秘、糖尿病、干燥综合征、肺结核、慢性萎缩性胃炎等见上述症状者。

1.轻宣外燥剂 适用于外感凉燥或温燥证。凉燥证症见头痛恶寒、咳嗽痰稀、鼻塞咽干、舌苔薄白；温燥证症见头痛身热、干咳少痰、或气逆而喘、口渴鼻燥、舌边尖红、苔薄白而燥。例如杏苏止咳糖浆（颗粒）。

2.滋阴润燥剂 适用于脏腑津伤液耗的内燥证。燥在上者，症见干咳、少痰、咽燥、咯血；燥在中者，症见肌肉消瘦、干呕食少；燥在下者，症见消渴或津枯便秘等。例如养阴清肺口服液（膏、丸、糖浆）、蜜炼川贝枇杷膏。

注意事项：（1）首先应分清外燥和内燥，外燥又须分清温燥与凉燥；（2）甘凉滋润药物易于助湿滞气，脾虚便溏或素体湿盛者忌用。

（十六）祛湿剂

祛湿剂是以羌活、独活、防己及茯苓、泽泻、猪苓等药物为主组成，具有化湿利水、通淋泄浊作用，用于治疗水湿病证的中成药。祛湿剂分为化湿和胃、清热祛湿、利水渗湿、温化水湿、祛湿化浊五类。临床以肢体麻木、关节疼痛、关节肿胀、腰膝疼痛、屈伸不利及小便不利、无尿、水肿、腹泻等为辨证要点。

临床可用于治疗各类风湿病、各类骨关节炎、骨质增生及急性肾炎、慢性肾炎、肝硬化腹水、泌尿系感染、前列腺炎、前列腺增生、产后小便困难等见上述症状者。

1.化湿和胃剂　适用于湿浊内阻，脾胃失和证。症见脘腹痞满、嗳气吞酸、呕吐泄泻、食少体倦等。例如香砂平胃散（颗粒、丸）、枳术丸。

2.清热祛湿剂　适用于湿热外感，或湿热内盛，以及湿热下注证。症见身目发黄、小便短赤，或霍乱吐泻、下利脓血便或大便臭秽、小便混浊，或关节红肿酸痛等。例如消炎利胆片（颗粒、胶囊）、妇科千金片、八正颗粒。

3.利水渗湿剂　适用于水湿壅盛证。症见小便不利、水肿、腹水、泄泻等。例如五苓散（胶囊、片）。

4.温化水湿剂　适用于阳虚不能化水和湿从寒化证。症见痰饮、水肿、小便不利、泻痢不止、形寒肢冷等。例如萆薢分清丸、肾炎康复片。

5.祛湿化浊剂　适用于湿浊不化所致的白浊、妇女带下等证。症见小便混浊、淋漓涩痛，或带下色白、质稠、状如凝乳或豆腐渣状，气味酸臭、舌苔厚腻、脉滑等。例如白带丸。

6.祛风胜湿剂　适用于风湿痹阻经络证。症见肢体、肌肉、关节疼痛、酸楚、麻木、沉重以及关节肿大、变形、屈伸不利等。例如独活寄生丸。

注意事项：祛风湿剂多由芳香温燥或甘淡渗利之药组成，多辛燥，易于耗伤阴津，对素体阴虚津亏，病后体弱，以及孕妇等均应慎用。

（十七）祛痰剂

祛痰剂是以半夏、贝母、天南星、瓜蒌、竹茹、前胡、桔梗、海藻、昆布等药物为主组成，具有消除痰涎作用，用以治疗各种痰病的中成药。祛痰剂分为燥湿化痰、清热化痰、润燥化痰、温化寒痰和化痰息风等五类。临床以咳嗽、喘促、头疼、眩晕、呕吐等为辨证要点。

临床可用于治疗慢性支气管炎、肺气肿、支气管哮喘、神经性呕吐、神经官能症、消化性溃疡、更年期综合征、癫痫、中风、冠心病、肺炎、高血压病、眩晕等见上述症状者。

1.燥湿化痰剂　适用于湿痰证。症见咳吐多量稠痰、痰滑易咳、胸脘痞闷、恶心呕吐、肢体困重、舌苔白腻或白滑、脉缓或滑等。例如二陈丸、祛痰止咳颗粒。

2.清热化痰剂　适用于痰热证。症见咳吐黄痰、咯吐不利、舌红苔黄腻、脉滑数。例如祛痰灵口服液、止咳橘红丸（颗粒、胶囊、片）、黄氏响声丸。

3.润燥化痰剂　适用于燥痰证。症见咳嗽甚或呛咳、咯痰不爽，或痰粘成块，或痰中带血、胸闷胸痛、口鼻干燥、舌干少津、苔干、脉涩等。例如养阴清肺丸（膏、糖浆）、蜜炼川贝枇杷膏。

4.温化寒痰剂　适用于寒痰证。症见咳吐白痰、胸闷脘痞、气喘哮鸣、畏寒肢冷、舌苔白腻、脉弦滑或弦紧。例如通宣理肺丸（颗粒、胶囊、片）。

5.化痰息风剂　适用于内风挟痰证。症见眩晕头痛，或发癫痫，甚则昏厥、不省人事、舌苔白腻、脉弦滑等。例如半夏天麻丸。

注意事项：（1）辨别痰病的性质，分清寒热燥湿、标本缓急；（2）有咳血倾向者，不宜使用燥热之剂，以免引起大量出血；（3）表邪未解或痰多者，慎用滋润之品，以防壅滞留邪，病久不愈；（4）辨明生痰之源，重视循因治本。

（十八）止咳平喘剂

止咳平喘剂是以杏仁、紫苏子、紫菀、百部、款冬花、桑白皮、葶苈子等药物为主组成，具有止咳平喘等作用，用以治疗各种痰、咳、喘证的中成药。临床以咳嗽、哮喘、憋气等为辨证要点。根据配伍不同又可分为清肺止咳、温肺止咳、补肺止咳、化痰止咳、温肺平喘、清肺平喘、补肺平喘、纳气平喘等。

临床可用于治疗急性支气管炎、支气管哮喘、慢性阻塞性肺病、肺源性心脏病、胸膜炎、肺炎、小儿喘息性支气管炎、上呼吸道感染等见上述症状者。例如蛤蚧定喘丸、固本咳喘片。

注意事项：外感咳嗽初起，不宜单用收涩止咳剂，以防留邪。

（十九）消导化积剂

消导化积剂是以山楂、神曲、谷芽、麦芽、鸡内金、莱菔子等药物为主组成，具有消食健脾或化积导滞作用，用以治疗食积停滞的中成药。消导化积剂分为消食化积剂和健脾消食剂两类。临床以脘腹胀闷、嗳腐吞酸、厌食呕恶、腹胀、腹痛或泄泻、舌苔腻等为辨证要点。

临床可用于治疗消化不良、小儿厌食症、胃肠炎、胆囊炎、细菌性痢疾等见上述症状者。

1.消食化积剂　适用于食积内停之证。症见胸脘痞闷、嗳腐吞酸、恶食呕逆、腹痛泄泻等。例如保和丸（颗粒、片）、枳实导滞丸。

2.健脾消食剂　适用于脾胃虚弱，食积内停之证。症见脘腹痞满、不思饮食、面黄体瘦、倦怠乏力、大便溏薄等。例如健脾丸、健儿消食口服液。

注意事项：（1）使用人参类补益药时，不宜配伍使用含莱菔子的药物；（2）食积内停，易使气机阻滞，气机阻滞又可导致积滞不化，配伍具有理气作用的药物，使气行而积消；（3）消导剂虽较泻下剂缓和，但总属攻伐之剂，不宜久服，纯虚无实者禁用。

（二十）驱虫剂

驱虫剂是以苦楝皮、雷丸、槟榔、使君子、南瓜子等药物为主组成，具有驱虫或杀虫作用，用以治疗人体消化道寄生虫病的中成药。临床以脐腹作痛、时发时止、痛定能食、面色萎黄，或面白唇红，或面生干癣样的白色虫斑，或胃中嘈杂、呕吐清水、舌苔剥落、脉象乍大乍小等为主要表现。

临床可用于驱杀寄生在人体消化道内的蛔虫、蛲虫、绦虫、钩虫等。例如乌梅丸。

注意事项：（1）宜空腹服，尤以临睡前服用为妥，忌油腻香甜食物；（2）有时需要适当配伍泻下药物，以助虫体排出；（3）驱虫药多有攻伐作用或有毒之品，故要注意掌握剂量，且不宜连续服用，以免中毒或伤正；（4）年老、体弱、孕妇等慎用或禁用；（5）临证时结合粪便检验，若发现虫卵，再辨证选用驱虫剂；（6）服驱虫剂之后见有脾胃虚弱者，适当调补脾胃以善其后。

第二节　中成药处方审核要点

一、辨证与辨病用药适宜性审核要点

1.辨证论治　辨证论治是中医诊断和治疗疾病的基本原则，是中医学的精髓。中成药是在中医理论指导下，结合现代技术制成的现成药品，作为目前治疗疾病的重要武器之一，必须在辨证论治思想的指导下有的放矢，才能发挥最佳疗效，正所谓药证相符，效若桴鼓。

2.辨病论治　在目前临床实践中，常见的一些西医疾病，其中医发病机理比较单一，证候属性区分度不强，因此可以采用辨病论治的方法，按照西医的疾病名称、病理状态或理化检查结果来使用中成药，即属于辨病用药的范畴。其要点有：

（1）因人制宜　应分清年龄、性别及体质因素，如性情急躁者，多以胸痛为主，可选用活血化瘀为主的药品，如心可舒片、山海丹片/胶囊/颗粒等；体质虚弱者，多用扶正宁心类药物，如心元胶囊等。

（2）因地制宜　根据地形气候差异适当选药，如北方偏寒，心宝丸，含鹿茸、附子、肉桂等温燥之品比较适宜用；而南方偏于温湿之地，心元胶囊、参麦液比较适宜用。

（3）因时制宜　根据四季气候特点，结合人体与药性的差异选药，如夏季心绞痛发作，宜用速效救心丸等，而金泽冠心胶囊则四季可应用。

（4）因病制宜　冠心病常合并有其它疾病，要尽量选用"一专多能"的药物，如合并高血压、中风时，可选用脑心通胶囊或银杏叶片等。

（5）因证制宜　中医历来注重辨证与辨病结合，病分证型，证有差异，在医生指导下，按证选药，如气阴两虚型，宜用滋心阴颗粒/口服液/胶囊及补气口服液等。

（6）因药治宜　要选择疗效确切、无毒副作用，且剂型适宜的，如遇急重症时，选用针剂或速效制剂，如参麦注射液、复方丹参滴丸等。

3.辨病辨证相结合　临床实践中，辨证论治与辨病论治灵活结合，往往能取得更满意的临床效果。目前上市的不少中成药在主治病证的西医病名基础上增加了中医证候属性，对此类药物可采用辨证辨病相结合的方法，合理使用。如甘露消渴胶囊，功能主治为滋阴补肾，健脾生津，用于非胰岛素依赖型糖尿病。

二、因人、因时、因地用药适宜性审核要点

中医的最大特点就是整体观和辨证论治，三因制宜，即因时制宜、因地制宜和因人制宜，是指根据不同的时令气候特点，不同的地域环境特点，还有不同患者的年龄、性别、体质等具体情况，来制定与之相应的适宜的治疗原则和治疗方法，将时间、空间与人体的内部生理病理相联系，将天、地、人三者融合为一体。因人制宜，在三因制宜中占据主导地位，无论因时、因地制宜，都必须从人出发，服从于因人制宜，内因是事物发展的根本原因，外因作为事物发展的影响因素，通过内因起作用。前段已简述"三因制宜"，在此对因人制宜特别是孕妇、儿童作进一步阐述。

1.孕妇合理应用中成药

（1）妊娠期妇女必须用药时，应选择对胎儿无损害的中成药。

（2）尽量采取口服途径给药，应慎重使用中药注射剂；根据中成药治疗效果，应尽量缩短妊娠期妇女用药疗程，及时减量或停药。

（3）可以导致妊娠期妇女流产或对胎儿有致畸作用的中成药，为妊娠禁忌，应禁止使用。此类药物多为含有毒性较强或药性猛烈的药物组份，如砒霜、雄黄、轻粉、斑蝥、蟾酥、麝香、马钱子、乌头、附子、土鳖虫、水蛭、虻虫、三棱、莪术、商陆、甘遂、大戟、芫花、牵牛子、巴豆等。

（4）可能会导致妊娠期妇女流产等副作用，属于妊娠慎用药物，应谨慎使用。这类药物多数含有通经祛瘀类的桃仁、红花、牛膝、蒲黄、五灵脂、穿山甲、王不留行、虎杖、卷柏、三七等，行气破滞类枳实、大黄、芒硝、番泻叶、郁李仁等，辛热燥烈类的干姜、肉桂等，滑利通窍类的冬葵子、瞿麦、木通、漏芦等。

2.儿童合理应用中成药

（1）儿童使用中成药应根据不同年龄阶段儿童生理特点，选择恰当的药物和用药方法，儿童中成药用药剂量，必须兼顾有效性和安全性。

（2）宜优先选用儿童专用药，儿童专用中成药一般情况下说明书都列有与儿童年龄或体重相应的用药剂量，应根据推荐剂量选择相应药量。

（3）非儿童专用中成药应结合具体病情，在保证有效性和安全性的前提下，根据儿童年龄与体重选择相应药量。一般情况新生儿用成人量的1/6，乳婴儿用成人量的1/3，幼儿用成人量的1/2，学龄儿童用成人量的2/3或接近成人用量。

三、用法用量适宜性审核要点

1.合理选择给药途径　能口服给药的，不采用注射给药；能肌内注射给药的，不选用静脉注射或滴注给药。

2.剂型的选择　应根据患者的体质强弱、病情轻重缓急及各种剂型的特点，选择适宜的剂型。

3.使用剂量的确定　对于有明确使用剂量的，慎重超剂量使用。有使用剂量范围的中成药，老年人使用剂量应取偏小值。

第三节　中药注射剂处方审核要点

中药注射剂是现代制药技术与传统中医药结合的产物，是中医药现代化历史进程中的重要创新成果，在重症患者的临床救治中发挥了重要作用。中药注射剂通过改变经胃肠道传统的给药方式，不仅避免吸收过程以及肝脏的首过效应，而且能立即进入组织、器官，迅速起效，适用于不能口服的药物及无法口服用药的患者。通过制成定向脂质体、微囊制剂或静脉乳剂等剂型，可以使中药注射剂在器官中定向分布，起到靶向治疗作用，还可以通过指定注射部位发挥定位药效。随着中药注射剂在临床上的广泛使用，合理使用中药注射剂越来越受到关注。合理使用中药注射剂不仅关系到疾病的治疗效果，更关系到患者的用药安全。

一、中药注射剂的分类

中药注射剂可按给药途径、临床功效、分散体系进行分类。

（一）按给药途径分类

中药注射剂按照给药途径可分为静脉注射、肌内注射、局部病灶注射和穴位注射四种。

1.静脉注射 该类药物起效迅速，常用于急救，主要有静脉推注与静脉滴注两种形式。静脉推注给药量小，一般50ml以下，目前临床应用较少；静脉滴注给药量大，临床应用较为广泛。

2.肌内注射 该类药直接注射于肌肉组织中，刺激性相对较小。肌内注射量一般在5ml以下。水溶液、油溶液、混悬液及乳浊液均可作肌内注射。其中油注射液在肌肉中吸收缓慢而均匀，可起延效作用。

3.局部病灶注射 指将中药注射液直接注射于肿瘤、痔核等病变部位，使病灶局部药物浓度较高，以便取得良好的治疗效果，如消痔灵注射液。

4.穴位注射 穴位注射是以中医针灸经络理论为指导，中西医相互结合、取长补短的一种具有简、便、验、廉治疗特点的临床疾病治疗方法。如灯盏细辛注射液小剂量穴位注射，对中风偏瘫、肢体麻木、口眼歪斜具有一定疗效。

（二）按临床功效进行分类

中药注射剂按临床功效进行分类，分为清热类、补益类、活血类、抗肿瘤类、祛风类等，按此分类方法方便临床选用中药注射剂。

1.清热类 主要用于热邪所致病证的治疗，亦用于细菌或病毒感染，如痰热清注射液、双黄连注射液、鱼腥草注射液、射干抗病毒注射液、穿心莲注射液、茵栀黄注射液、柴胡注射液、喜炎平注射液、板蓝根注射液等。

2.补益类 主要用于各类虚证，如参麦注射液、生脉注射液、黄芪注射液、参芪扶正注射液等。

3.活血类 主要用于脑卒中、心肌梗死、心律失常、冠心病、心绞痛等心脑血管疾病。如丹参注射液、红花注射液、血塞通注射液、香丹注射液、灯盏花素注射液、灯盏细辛注射液、脉络宁注射液等。

4.抗肿瘤类 主要通过抑制肿瘤生长和提高机体免疫力两方面起作用，用于放化疗的减毒增效，作为抗癌的辅助治疗药。如艾迪注射液、华蟾素注射液、康莱特注射液、鸦胆子油乳注射液、复方苦参注射液等。

5.祛风类 主要用于风湿性关节炎。如穿山龙注射液、当归寄生注射液、丁公藤注射液、复方风湿宁注射液、红茴香注射液、黄瑞香注射液、鸡矢藤注射液、健骨注射液、雪莲注射液、伊痛舒注射液、正清风痛宁注射液、祖师麻注射液等。

6.**其他类** 主要用于其他类疾病的治疗，如治疗白癜风、银屑病的补骨脂注射液；治疗痔疮的芍倍注射液、消痔灵注射液；治疗咳嗽、气喘的喘可治注射液、止喘灵注射液、复方蛤青注射液、地龙注射液。

（三）按分散系统分类

中药注射剂按分散系统可分为溶液型注射剂、粉针型注射剂、乳浊型注射剂和混悬型注射剂。

1.**溶液型注射剂** 此类注射剂包括水溶液和油溶液两类。水溶液型指以水或水的复合溶媒制成的注射液，且药物成分易溶于水或水的复合溶媒，并在该溶媒体系中有较好的稳定性，如板蓝根注射液、柴胡注射液等。有些在水中难溶或注射后希望延长药效的药物可制成油溶液。

2.**粉针型注射剂** 指采用无菌操作法制成的注射用灭菌粉末，其制作方法有两种，或将供注射用的灭菌粉状药物装入安瓿或其他适宜容器中，或先将无菌溶液装入安瓿或其他适宜容器中，再经冷冻干燥法制得无菌粉末，临用前用适当的溶剂溶解或混悬的制剂，如注射用双黄连（冻干）。

3.**乳浊型注射剂** 指将植物油（或其他油溶性药物）、乳化剂和注射用水经乳化制成供人体注射用的注射液，如用于抗肿瘤的鸦胆子油乳注射液等。

4.**混悬型注射剂** 指将不溶性固体药物分散于液体分散溶媒中所制成的注射液。一般来说，有效成分难溶于水或者注射后要求延长药效作用的药物适宜制作为混悬型注射剂。这类注射剂临床应用较少，2020版《中国药典》制剂通则规定"混悬型注射液不得用于静脉注射或椎管内注射""中药注射剂一般不宜制成混悬型注射液"，上世纪七八十年代临床曾使用过的喜树碱混悬注射液现已不再生产。

二、中药注射剂的特点

（一）以中医药理论为指导

以中医药理论为指导是中药注射剂的标志性特点。中药注射剂是运用现代的制剂技术制备中药而得，有的以提取植物的有效部位制成，如三七总皂苷注射液等；有的是以原植物提取制成的水溶液，如丹参注射液、黄芪注射液等；还有的是在传统经典方基础上改制而成的，如生脉注射液来源于"生脉饮"。无论哪种来源都须根据辨证论治的中医理论应用于临床，这是中药注射剂临床应用的基础，但同时作为注射剂，必须符合注射剂的基本质量要求。

（二）药效可靠，作用迅速

中药注射剂能够立即进入组织、器官，改变了传统的经过胃肠道的给药方式，故不受消化系统及食物的影响，避免了吸收过程以及肝脏的首过效应，作用迅速，适合于急重病症、疑难病症的治疗。

（三）适用于不能口服的药物及不宜口服给药的患者

某些药物由于本身的性质，有的不易被胃肠道吸收，有的具有刺激性，有的易在消化道失活。如某些动物药提取的有效成分为多肽，口服存在胃肠道失活和难以通过生物膜吸收等问题，如制成注射剂静脉注射，则具有可靠的药效。在临床上常遇到神昏、抽搐、惊厥等状态的患者，或消化系统障碍的患者不能口服给药，这种情况下注射剂是临床上常用的给药途径。

（四）可使某些药物发挥定向或定位给药

中药注射剂制成定向脂质体、微囊制剂或静脉乳剂等，在肝、肺、脾等器官中定向分布，起到靶向治疗作用。例如康莱特注射液就很好发挥了靶向给药的作用。中药注射剂还可以通过指定注射部位发挥定位药效。如消痔灵注射液可以在痔核注射。

（五）可采用穴位注射

中药注射剂采用穴位注射既保持了中医整体观念、辨证论治的特色，又不失现代医学直接注射快速吸收起效的特点，有助于某些特定疾病的快速治疗。如当归注射液可以通过穴位注射发挥疗效。

三、中药注射剂处方适宜性审核要点

中药注射剂是一种中成药液体制剂，处方审核时应以2010年6月国家中医药管理局会同有关部门组织专家制定发布的《中成药临床应用指导原则》和2008年12月原卫生部、原国家食品药品监督管理局和国家中医药管理局联合下发的《关于进一步加强中药注射剂生产和临床使用管理的通知》为审核依据。

（一）辨证与辨病用药适宜性审核要点

中药注射剂的使用应遵循中医药理论的指导，做到辨证用药、辨证与辨病结合用药。临床上，可将中医辨证与中医辨病相结合、西医辨病与中医辨证相结合，但不能仅根据西医诊断或现代药理学理论选用中药注射剂，否则不仅影响疗效，也可能增加发生不良反应的风险。

（二）剂量适宜性审核要点

药品说明书中已经明确规定使用剂量，所标剂量是按照国家研发规定严格制定的，有科学可信的试验数据支持，剂量过小达不到治疗目的，剂量过大可能引发不良反应。受"中药安全无毒"思想的误导，临床上不时出现超说明书剂量使用的情况，从而引发不良事件，因此应按照说明书中的规定剂量使用。

（三）溶媒适宜性审核要点

中药注射剂由中药饮片中提取，成分复杂。溶媒是药物进入静脉的载体，用量较大，成分各异，一旦溶媒选择不当，被溶解的药物就可能产生一系列变化，包括溶液的pH改变、澄明度变化、出现絮状物或沉淀、颜色改变及氧化和水解等物理化学反应，进而影响药效，甚至产生不良反应。因此，在中药注射剂应用过程中，溶媒选择的适宜性十分重要。

1.溶媒品种选择是否适宜 应按照说明书的推荐选择溶媒品种。静脉使用中药注射剂，需要与溶媒混合稀释后方可用药。中药注射剂与溶媒混合后，不溶性微粒是两者的加和，而且混合后pH环境、离子状态等发生变化，也会产生新的微粒，因此选择合适的溶媒直接关系到患者的用药安全。例如，灯盏细辛注射液在酸性条件下，其酚酸类成分可能游离析出，易出现沉淀。《中国药典》规定，5%葡萄糖注射液pH的范围为3.2～5.5，0.9%氯化钠注射液为4.5～7.0。故应使用0.9%氯化钠注射液作为溶媒稀释，而不能用偏酸性的葡萄糖注射液。

2.溶媒量是否符合说明书要求 应按照说明书的推荐配备足量溶媒。中药注射剂成分复杂，配备不同的溶媒液体量，可能影响酸碱度导致药品析出沉淀或颗粒，其中不溶性微粒是中药不良反应发生的重要因素之一，微粒进入血管后可引起机体局部栓塞性损伤和坏死，如肉芽肿、炎症反应、微血管阻塞等。此外，注射剂质量标准要求渗透压与血浆的渗透压相等或相近，如注射的药液为高渗溶液（高于等渗浓度3倍以上）或低渗溶液，会产生局部组织的刺激而引起疼痛。因此按照说明书配备足量溶媒十分重要。

（四）用法适宜性审核要点

1.给药频次是否适宜　药品说明书中对给药频次提出了明确要求，给药频次不宜过多或过少，超出允许范围可能导致单日用药量超出允许范围。

2.给药途径是否适宜　使用中成药应合理选择给药途径，能口服给药的，不采用注射给药；能肌内注射给药的，不选用静脉注射或滴注给药。中药注射剂给药途径主要分为静脉注射、肌肉注射、局部病灶注射、穴位注射，静脉注射又分为静脉滴注和静脉推注两种。由于不同的给药方式对中药注射剂的质量要求不同，因此不能随意变更注射给药途径。曾有报道，临床未按说明书要求肌肉注射柴胡注射液，而是使用静脉滴注给药，导致发生严重不良反应。

3.给药速度是否适宜　某些中药注射剂的说明书中明确指出需要控制滴速，应按照说明书要求严格执行。如痰热清注射液说明书推荐成人控制滴数每分钟不超过60滴，儿童控制滴数每分钟30~60滴。未对给药速度做出明确规定的，一般要适当缓慢滴注，成人一般每分钟30~40滴，儿童控制在每分钟15~20滴。

（五）疗程适宜性审核要点

中药注射剂使用疗程不宜过长或过短，应"中病即止"，避免长时间用药导致药物的偏性过大而影响身体。中药注射剂的使用疗程应参照药品说明书、新药临床研究指导原则、临床指南、专著和临床文献，寻找明确的疗程参考信息。如说明书有明确推荐的，应以说明书的疗程信息为准；如说明书无疗程信息的，应参照临床指南、专著和临床文献信息，以循证证据级别较高的为准。对确需长期使用的，在每疗程间要有一定的时间间隔。

（六）与其他注射剂配伍适宜性审核要点

中药注射剂应单独使用，严禁混合配伍。中药注射剂的成分复杂，与其他药物配伍不当，会产生一系列变化，包括溶液的pH改变、澄明度变化、絮状物或沉淀物出现、颜色改变等，进而影响用药安全。如中药注射剂确需与任何其他中西药注射剂同时使用，要在两药输注之间用溶媒做冲管处理。

（七）其他适宜性审核要点

使用中药注射剂前应仔细询问过敏史，对过敏体质者及发生过该品种的不良反应者应慎用，对老人、儿童、肝肾功能异常等特殊人群和初次使用中药注射剂的患者也应慎重使用，加强用药监护。

第四节　审方案例及分析

案例 1

【处方描述】

（1）患者信息

性别：男　　年龄：50岁

（2）临床诊断：肝功能损害；胁痛［肝郁气滞证］

（3）处方用药

| 舒肝丸 | 10g×21丸 | 10g tid po |

【处方问题】

用药不适宜处方：遴选的药品不适宜。

【处方分析】

患者诊断为"肝功能损害；胁痛－肝郁气滞证"。舒肝丸虽能用于治疗肝郁气滞证，但其主要成分川楝子、朱砂都可能影响肝功能，川楝子能引起急性中毒性肝炎，朱砂易造成蓄积中毒，导致肝脏局部坏死，因此肝功能损害患者不宜使用，其说明书中注意事项也明确提出肝肾功能不全者慎用。

【干预建议】

建议医师将舒肝丸改为逍遥丸。

案例 2

【处方描述】

（1）患者信息

性别：男　　年龄：55岁

（2）临床诊断：高脂血症［脾虚痰湿证］

（3）处方用药

阿托伐他汀钙片	20mg×7片	20mg qn po
血脂康胶囊	0.3g×14粒	0.3g bid po

【处方问题】

用药不适宜处方：血脂康胶囊、阿托伐他汀钙片联合用药不适宜。

【处方分析】

血脂康胶囊具有化浊降脂，活血化瘀，健脾消食的功效。用于治疗痰阻血瘀所致的高脂血症，其主要成分为红曲，其中含有天然复合他汀，是洛伐他汀及其同类物。因此，血脂康胶囊与他汀类药物联用，疗效增加有限，发生毒副作用的风险却增加。

【干预建议】

建议医师停用其中一种。

案例 ③

【处方描述】

（1）患者信息

性别：男　　年龄：42岁

（2）临床诊断：左膝关节痛；左膝内侧半月板损伤；伤筋［气滞血瘀证］

（3）处方用药

复方南星止痛膏	1贴×14贴	2贴 qd 外用

【处方问题】

用药不适宜处方：用法不适宜。

【处方分析】

复方南星止痛膏散寒除湿，活血止痛，用于寒湿瘀阻所致的关节疼痛，肿胀，活动不利，遇寒加重，其用法用量为外贴，选最痛部位，最多贴3个部位，贴24小时，隔日1次，共贴3次，本品含有毒成份，不宜长期或大面积使用；而医生处方为一日两贴，连用七天，与说明书用法用量不符。

【干预建议】

建议医师按说明书正确使用复方南星止痛膏：外贴于左膝内侧，贴24小时，隔日1次，共贴3次。

案例 ❹

【处方描述】

（1）患者信息

性别：女　　年龄：48岁

（2）临床诊断：痹证［经络瘀滞证］

（3）处方用药

| 仙灵骨葆胶囊 | 0.5g×42粒 | 1.5g bid po |

【处方问题】

用药不适宜处方：用药与中医证型不符。

【处方分析】

仙灵骨葆胶囊滋补肝肾，接骨续筋，强身健骨，用于肝肾不足，瘀血阻络所致骨质疏松症，与患者临床诊断"痹证［经络瘀滞证］"证型不相符，可能导致服用后治疗效果不佳或无效，应根据临床证型经络瘀滞证，给予活络化瘀的药物。

【干预建议】

建议医师按照临床辨证选用合适的药物，比如小活络丸等。

案例 ❺

【处方描述】

（1）患者信息

性别：男　　年龄：58岁

（2）临床诊断：失眠［气虚血瘀证］

（3）处方用药

| 乌灵胶囊 | 0.33g×63粒 | 0.99g tid po |

【处方问题】

用药不适宜处方：用药与中医证型不符。

【处方分析】

乌灵胶囊补肾健脑，养心安神。用于心肾不交所致的失眠、健忘、心悸心烦、神疲乏力、腰膝酸软、头晕耳鸣、少气懒言、脉细或沉无力及神经衰弱，与患者临床诊断［气虚血瘀证］证型不相符，患者服药后虽能改善失眠症状，但不能治本，因此应根据中医证型气虚血瘀证，给予补气化瘀的药物。

【干预建议】

建议医师按照临床辨证选用合适的药物，比如参芪五味子片等。

案例 ❻

【处方描述】

（1）患者信息

性别：男　　年龄：43岁

（2）临床诊断：胃-食管反流性疾病不伴有食管炎；消化不良；幽门螺旋杆菌感染；胃痞［湿困脾胃证］

（3）处方用药

益气和胃胶囊　　　0.5g×84粒　　　　　2g tid po

【处方问题】

用药不适宜处方：用药与中医证型不符。

【处方分析】

益气和胃胶囊功效为健脾和胃，通络止痛，与患者临床诊断"胃痞［湿困脾胃证］"证型不相符，患者服药后不能有效改善症状，按照患者的临床辨证湿困脾胃，治则应为健脾祛湿。

【干预建议】

建议医师按照临床辨证选用合适的药物，比如香砂养胃丸等。

案例 ❼

【处方描述】

（1）患者信息

性别：女　　年龄：47岁

（2）临床诊断：乳腺增生；乳癖［肝郁气滞证］

（3）处方用药

小金片　　　　　　0.36g×42 片　　　　　0.72g bid po

【处方问题】

用药不适宜处方：用药与中医证型不符。

【处方分析】

小金片的说明书功效为散结消肿，化瘀止痛。与患者临床诊断"乳癖［肝郁气滞证］"证型不相符，患者服药后乳癖症状一定不能得到改善，该患者的证型为肝郁气滞，治疗原则应为疏肝行气、解郁散结。

【干预建议】

建议医师按照临床辨证选用合适的药物，比如红金消结胶囊等。

案例 ❽

【处方描述】

（1）患者信息

性别：女　　年龄：40 岁

（2）临床诊断：耳鸣［肾阴不足证］

（3）处方用药

龙胆泻肝丸　　　　6g×10 袋　　　　　6g bid po

【处方问题】

用药不适宜处方：用药与中医证型不符。

【处方分析】

龙胆泻肝丸功效为清肝胆，利湿热。用于肝胆湿热所致的头晕目赤，耳鸣耳聋，耳肿疼痛，胁痛口苦，尿赤涩痛，湿热带下，与患者临床诊断"耳鸣［肾阴不足证］"证型不相符，可能导致服药后治疗效果不佳，根据临床证型肾阴不足证，治疗原则应为滋阴补肾。

【干预建议】

建议医师按照临床辨证选用合适的药物，比如六味地黄丸等。

案例 ❾

【处方描述】

（1）患者信息

性别：男　　年龄：3岁

（2）临床诊断：急性上呼吸道感染

（3）处方用药

板蓝根颗粒	10g×5袋	3g tid po
复方盐酸伪麻黄碱缓释胶囊	94mg×14粒	1粒 q12h po

【处方问题】

不规范处方：开具处方未写临床诊断或临床诊断书写不全的；用药不适宜处方：遴选的药品不适宜。

【处方分析】

复方盐酸伪麻黄碱缓释胶囊说明书不推荐用于12岁以下儿童；患者诊断中只有西医诊断，但处方开具有中成药的，必须要有中医证型。

【干预建议】

建议医师停用复方盐酸伪麻黄碱缓释胶囊，改用儿童适用的感冒制剂，另需完善诊断中的中医证型。

案例 ❿

【处方描述】

（1）患者信息

性别：男　　年龄：60岁

（2）临床诊断：胸痹［气虚血瘀证］

（3）处方用药

通心络胶囊	0.26g×84粒	1.04g tid po
麝香保心丸	22.5mg×42丸	45mg tid po

【处方问题】

用药不适宜处方：联合用药不适宜。

【处方分析】

通心络胶囊与麝香保心丸同为治疗气虚血瘀证胸痹病，两者联用属于重复用药。

【干预建议】

建议医师停用通心络胶囊、麝香保心丸其中一种。

案例 ⑪

【处方描述】

（1）患者信息

性别：男　　年龄：46岁

（2）临床诊断：内热；上呼吸道感染

（3）处方用药

| 牛黄清心丸 | 3g×28丸 | 6g bid po |

【处方问题】

不规范处方：开具处方未写临床诊断或临床诊断书写不全的。用药不适宜处方：用药与中医证型不符。

【处方分析】

牛黄清心丸具有益气养血，镇静安神，化痰息风的功效，适用于阴虚阳亢型高血压，与患者临床诊断"内热；上呼吸道感染"不符，患者服药后并不能改善上呼吸道感染的症状，同时，处方未写明中医证型，难以辨证论治。

【干预建议】

建议医师补充完整处方的中医证型，同时补充与证型相一致的中成药。

案例 ⑫

【处方描述】

（1）患者信息

性别：女　　年龄：46岁

（2）临床诊断：乳腺增生［气滞血瘀证］

（3）处方用药

| 小金丸 | 0.6g×700丸 | 30g bid po |
| 乳癖消片 | 0.32g×126片 | 1.92g tid po |

【处方问题】

用药不适宜处方：存在配伍禁忌。

【处方分析】

小金丸处方中含有麝香、木鳖子（去壳去油）、制草乌、枫香脂、醋乳香、醋没药、醋五灵脂、酒当归、地龙、香墨，功能散结消肿，化瘀止痛。乳癖消片含有鹿角、蒲公英、昆布、天花粉、鸡血藤、三七、赤芍、海藻、漏芦、木香、玄参、牡丹皮、夏枯草、连翘、红花，功效为软坚散结，活血消痛，清热解毒。小金丸含制草乌，乳癖消片中含天花粉，二者联用违反中药"十八反"配伍原则及疾病用药禁忌原则，同时两药功效相似，属于重复用药。

【干预建议】

建议医师停用小金丸、乳癖消片其中一种。

案例 ⑬

【处方描述】

（1）患者信息

性别：男　　年龄：45岁

（2）临床诊断：［肝胃不和证］

（3）处方用药

| 附子理中丸 | 6g×21袋 | 6g tid po |
| 香砂养胃丸 | 168丸 | 8丸 tid po |

【处方问题】

用药不适宜处方：存在配伍禁忌，重复用药。

【处方分析】

附子理中丸含有附子（制）、党参、炒白术、干姜、甘草，其功效为温中健脾；香砂养胃丸含有木香、砂仁、白术、陈皮、茯苓、半夏（制）、醋香附、枳实（炒）、豆蔻（去壳）、姜厚朴、广藿香、甘草、生姜、大枣，辅料为饴糖，其功效为温中和胃。附子理中丸中含附子，香砂养胃丸中含半夏，二者联用违反中药"十八反"配伍原则及疾病用药禁忌原则，同时两药功效和药品有相似部分，属于重复用药。

【干预建议】

建议医师停用附子理中丸、香砂养胃丸其中一种。

案例 ⑭

【处方描述】

（1）患者信息

性别：男　　年龄：60岁

（2）临床诊断：上呼吸道感染

（3）处方用药

| 感冒灵颗粒 | 10g×9袋 | 10g tid po |
| 六味地黄丸 | 0.18g×168丸 | 1.44g tid po |

【处方问题】

不规范处方：开具处方未写临床诊断或临床诊断书写不全的。用药不适宜处方：其他用药不适宜情况的。

【处方分析】

患者诊断只有西医诊断，处方中均为中成药，故其诊断应增加中医证型；六味地黄丸具有滋阴补肾的功效，但感冒期间不宜服用补益药，以免"留邪"，故感冒清热颗粒与六味地黄丸不宜同用。

【干预建议】

建议医师补充完整处方的中医证型，停用六味地黄丸。

案例 ⑮

【处方描述】

（1）患者信息

性别：女　　年龄：36岁

（2）临床诊断：感冒病［寒包火证］

（3）处方用药

感冒清热颗粒	12g×21袋	12g tid po
苓桂咳喘宁胶囊	0.34g×105粒	1.7g tid po

【处方问题】

用药不适宜处方：联合用药不适宜。

【处方分析】

感冒清热颗粒功效为疏风散寒，解表清热，适应于外感风寒，内有里热。而苓桂咳喘宁胶囊功能温肺化饮，止咳平喘；主治外感风寒，痰湿阻肺，症见咳嗽痰多，喘息胸闷气短等。二者联合用药与诊断证型"寒包火证"不符。

【干预建议】

建议医师停用苓桂咳喘宁胶囊。

案例 ⑯

【处方描述】

（1）患者信息

性别：男　　年龄：40岁

（2）临床诊断：上呼吸道感染

（3）处方用药

一清胶囊	0.5g×360粒	1g tid po

【处方问题】

不规范处方：开具处方未写临床诊断或临床诊断书写不全的。用药不适宜处方：适应证、用量不适宜。

【处方分析】

患者处方中的一清胶囊为中成药，故诊断需要注明中医证型；一清胶囊适用于实火证，具有清热燥湿、泻火解毒功效，用于热毒所致的身热烦躁、目赤口疮、咽喉、牙龈肿痛、大便秘结和上呼吸道感染出现的咽炎、扁桃体炎以及牙龈炎见上述症状者，此类病症不属于慢性病、老年病等特殊情况，应以7日用量为宜，即最大用量为42粒，而处方用量为360粒，故用量不适宜。

【干预建议】

建议医师改为7日用量，或注明理由，并补充完整处方的中医证型。

案例 ⑰

【处方描述】

（1）患者信息

性别：男　　年龄：26岁

（2）临床诊断：口疮病［阴虚火旺证］

（3）处方用药

口炎清颗粒	3g×28袋	6g bid po
万应胶囊	0.15g×28粒	3g bid po

【处方问题】

用药不适宜处方：用药与中医证型不符。

【处方分析】

万应胶囊中含人工牛黄、黄连、熊胆，用于治疗邪毒内蕴所致的口舌生疮，牙龈咽喉肿痛，与患者临床诊断"口疮病［阴虚火旺证］"证型不符，患者服用万应胶囊可能导致治疗效果不佳，不能起到治本的作用。

【干预建议】

建议医师停用万应胶囊。

案例 ⑱

【处方描述】

（1）患者信息

性别：男　　年龄：33岁

（2）临床诊断：便秘病［火毒内蕴证］

（3）处方用药

当归龙荟胶囊	0.4g×42粒	1.2g bid po
便通胶囊	0.35g×42粒	1.05g bid po

【处方问题】

用药不适宜处方：遴选的药品不适宜；联合用药不适宜。

【处方分析】

当归龙荟胶囊具有清肝明目，泻火通便的功效，用于肝胆实热，耳聋，耳鸣，耳内生疮、胃肠湿热，头晕牙痛，眼目赤肿，大便不通。而便通胶囊含白术、肉苁蓉、当归、桑椹、芦荟，具有健脾益肾，润肠通便的功效，用于脾肾不足、肠腑气滞所致的虚秘，故便通胶囊与患者的临床辨证不相符，患者服用该药物并不能起到清热泻火的作用。

【干预建议】

建议医师停用便通胶囊。

案例 ⑲

【处方描述】

（1）患者信息

性别：男　　年龄：42岁

（2）临床诊断：泄泻病［脾阳虚证］

（3）处方用药

附子理中丸	6g × 21袋	6g tid po
金匮肾气丸	6g × 14丸	6g bid po
枫蓼肠胃康胶囊	0.37g × 42粒	0.74g tid po

【处方问题】

用药不适宜处方：用药与中医证型不符；联合用药不适宜。

【处方分析】

附子理中丸由附子（制）、党参、炒白术、干姜、甘草组成，具有温中健脾的功效，用于脾胃虚寒，脘腹冷痛，呕吐泄泻，手足不温。金匮肾气丸由地黄、山药、酒萸肉、茯苓、牡丹皮、泽泻、桂枝、附子（炙）、牛膝（去头）、盐车前子组成，具有温补肾阳，化气行水的功效，用于肾虚水肿，腰膝酸软，小便不利，畏寒肢冷，与患者病情不符。附子理中丸、金匮肾气丸均含附子，故存在毒性药物剂量叠加和重复用药问题。枫蓼肠胃康胶囊由牛耳枫、辣蓼组成具有清热除湿化滞的功效，用于急性胃肠炎，属伤食泄泻型及湿热泄泻型者，与患者临床诊断"泄泻病［脾阳虚证］"证型不符，患者服用后会加重阳虚症状。

【干预建议】

建议医师停用金匮肾气丸和枫蓼肠胃康胶囊。

案例 ❷⓪

【处方描述】

（1）患者信息

性别：女　　年龄：50岁

（2）临床诊断：咳喘［肺肾气虚证］

（3）处方用药

防风通圣丸	6g×14袋	1袋 bid po

【处方问题】

用药不适宜处方：遴选的药品不适宜。

【处方分析】

防风通圣丸解表通里，清热解毒，用于外寒内热，表里俱实之证，与患者临床诊断［肺肾气虚证］证型不符，治疗应以补虚为主。

【干预建议】

建议医师可以改用参苓白术丸。

案例 ❷①

【处方描述】

（1）患者信息

性别：男　　年龄：65岁

（2）临床诊断：急性脑出血［气滞血瘀证］

（3）处方内容

血栓通注射液	5ml×6支	5ml bid ivgtt
10%葡萄糖注射液	250ml×6袋	250ml bid ivgtt

【处方问题】

用药不适宜处方：遴选的药品不适宜。

【处方分析】

血栓通注射液具有活血化瘀功效，用于治疗视网膜中央静脉阻塞，脑血管病后遗症，内眼病，眼前房出血等。其【禁忌】项下明确指出：出血性疾病急性期禁用。本例患者处于脑出血急性期，不宜选用血栓通注射液。

【干预建议】

建议医师改用其他行气活血类药物。

案例 22

【处方描述】

（1）患者信息

性别：男　　年龄：57岁

（2）临床诊断：高血压；眩晕［肝阳上亢证］

（3）处方内容

丹参川芎嗪注射液	5ml×10支	10ml qd ivgtt
5%葡萄糖注射液	250ml×5袋	250ml qd ivgtt

【处方问题】

用药不适宜处方：遴选的药品不适宜。

【处方分析】

高血压属于中医学的"眩晕""头痛"范畴，证型主要包括肝火上炎、痰湿内阻、阴虚阳亢、瘀血内阻、肾精不足及气血两虚等。临床应根据证型，结合药物适应证选用相应中成药。

丹参川芎嗪注射液归属于化学药物管理，但因其组成成分含有中药，使用上仍应遵循中成药临床应用原则。该药主要用于闭塞性脑血管疾病、缺血性心血管疾病及血栓闭塞性外周血管疾病，证属气滞血瘀型。本例患者诊断为"高血压，眩晕［肝阳上亢证］"，不符合丹参川芎嗪说明书要求。

【干预建议】

建议医师改用平肝潜阳中成药。

案例 ❷❸

【处方描述】

（1）患者信息

性别：女　　年龄：75 岁

（2）临床诊断：膝关节置换术；高血压1级［气滞血瘀证］

（3）处方内容

那屈肝素钙注射液	4100IU×3 支	4100IU qd ih
丹红注射液	10ml×9 支	30ml qd ivgtt
5%葡萄糖注射液	100ml×3 袋	100ml qd ivgtt

【处方问题】

用药不适宜处方：遴选的药品不适宜。

【处方分析】

　　丹红注射液由丹参、红花组成，具有活血化瘀，通脉舒络功效，用于瘀血闭阻所致的胸痹及中风，包括冠心病、心绞痛、心肌梗塞、缺血性脑病及脑血栓等。本例患者行膝关节置换术，术后使用那屈肝素钙注射液联合丹红注射液预防下肢静脉血栓。而丹红注射液说明书适应证不包括下肢静脉血栓的预防和治疗，目前也无可靠的循证证据证实该药可用于此类疾病的治疗，因此选用该药不适宜。

【干预建议】

　　建议医师改用其他活血化瘀药物。

案例 ❷❹

【处方描述】

（1）患者信息

性别：男　　年龄：72 岁

（2）临床诊断：慢性心力衰竭急性加重；冠状动脉粥样硬化性心脏病［血瘀水停证］

（3）处方内容

| 生脉注射液 | 20ml×6 支 | 20ml qd ivgtt |
| 0.9%氯化钠注射液 | 100ml×6 袋 | 100ml qd ivgtt |

【处方问题】

用药不适宜处方：遴选的药品不适宜；溶媒量不足。

【处方分析】

生脉注射液源于经典名方生脉散，功效为益气养阴，复脉固脱，用于气阴两虚型的厥证及心肌梗塞、心源性休克及感染性休克等。该患者辨证为"血瘀水停证"，与说明书推荐证型不符。

生脉注射液说明书要求应用5%葡萄糖注射液250～500ml稀释使用，本例患者使用0.9%氯化钠注射液100ml稀释，溶媒选择及用量均不符合说明书要求。

【干预建议】

建议医师修改处方用药。

案例 ㉕

【处方描述】

（1）患者信息

性别：女　　年龄：74岁

（2）临床诊断：非小细胞肺癌；冠心病；高血压；高脂血症［气阴两虚证］

（3）处方内容

康莱特注射液	100ml×14袋	200ml qd ivgtt
香菇多糖注射液	2ml×2支	2ml biw ivgtt
5%葡萄糖注射液	250ml×2袋	250ml biw ivgtt

【处方问题】

用药不适宜处方：高脂血症患者禁用康莱特注射液。

【处方分析】

康莱特注射液主要成分为薏苡仁油，辅料为大豆磷脂及甘油，其说明书【禁忌】项下明确指出：脂肪代谢严重失调者（急性休克、急性胰腺炎、病理性高脂血症、脂性肾病变等患者）禁用。本例患者诊断为高脂血症，禁用康莱特注射液。

【干预建议】

建议医师改用其他抗肿瘤药物。

案例 26

【处方描述】

（1）患者信息

性别：男　　年龄：87 岁

（2）临床诊断：不稳定心绞痛；2 型糖尿病［瘀血阻络证］

（3）处方内容

| 苦碟子注射液 | 10ml × 12 支 | 40ml qd ivgtt |
| 0.9%氯化钠注射液 | 250ml × 3 袋 | 250ml qd ivgtt |

【处方问题】

用药不适宜处方：用量不适宜。

【处方分析】

苦碟子注射说明书推荐用法用量为：静脉滴注，一次 10 ~ 40ml，一日 1 次；用 5% 葡萄糖或 0.9% 氯化钠注射液稀释至 250 ~ 500ml 后应用。同时说明书【注意事项】也指出：高龄患者日使用量应不超过 20ml，滴速以每分钟不超过 40 滴为宜。本例患者高龄，使用苦碟子注射液 40ml，超过说明书推荐要求。

【干预建议】

建议医师减量使用。

案例 27

【处方描述】

（1）患者信息

性别：女　　年龄：27 岁

（2）临床诊断：社区获得性肺炎［风热犯肺证］

（3）处方内容

热毒宁注射液	10ml × 6 支	20ml qd ivgtt
5%葡萄糖注射液	250ml × 3 袋	250ml qd ivgtt
注射用阿莫西林克拉维酸钾	1.2g × 9 支	1.2g q8h ivgtt
0.9%氯化钠注射液	100ml × 9 袋	100ml q8h ivgtt

【处方问题】

不适宜问题：联用未冲管。

【处方分析】

热毒宁注射液与青霉素类、氨基糖苷类和大环内酯类等药物配伍使用时可产生混浊或沉淀。如需联合使用其他药物，先用5%葡萄糖注射液或0.9%氯化钠注射液（50ml）冲洗输液器，或更换新的输液器，并保持一定的时间间隔。本例患者先后热毒宁注射液和注射用阿莫西林克拉维酸钾先后使用，二者之间未冲管。

【干预建议】

建议医师增加0.9%氯化钠注射液50ml冲管。

案例 28

【处方描述】

（1）患者信息

性别：女　　年龄：46岁

（2）临床诊断：结肠肿瘤；结肠肿瘤切除术后［脾虚湿困证］

（3）处方内容

| 鸦胆子油乳注射液 | 10ml×15支 | 30ml qd ivgtt |
| 5%葡萄糖注射液 | 250ml×5袋 | 250ml qd ivgtt |

【处方问题】

用药不适宜处方：溶媒选择不当。

【处方分析】

鸦胆子油乳注射液的有效成分为油酸，葡萄糖具有多元醇和醛的性质，能与酸发生酯化反应，影响药物稳定性。因此该药说明书建议使用灭菌生理盐水250ml配伍。本处方属于溶媒选用不当。

【干预建议】

建议医师改用0.9%氯化钠注射液250ml配伍。

案例 29

【处方描述】

（1）患者信息

性别：男　　年龄：63岁

（2）临床诊断：冠状动脉粥样硬化性心脏病；高血压2级；2型糖尿病

［气虚血瘀证］

（3）处方内容

| 注射用灯盏花素 | 50mg × 5 支 | 50mg qd ivgtt |
| 10% 葡萄糖注射液 | 100ml × 5 袋 | 100ml qd ivgtt |

【处方问题】

用药不适宜处方：溶媒量不足。

【处方分析】

注射用灯盏花素如用于静脉注射，一次20～50mg，一日1次，用250ml生理盐水或5%或10%葡萄糖注射液500ml溶解后使用。本处方仅用100ml 10%葡萄糖注射液配伍，溶媒量不足。

【干预建议】

建议医师增加溶媒量。

案例 30

【处方描述】

（1）患者信息

性别：男　　年龄：44岁

（2）临床诊断：肝癌［肝热血瘀证］

（3）处方内容

| 复方苦参注射液 | 5ml × 28 支 | 20ml bid ivgtt |
| 0.9% 氯化钠注射液 | 250ml × 7 支 | 250ml bid ivgtt |

【处方问题】

用药不适宜处方：用法不适宜。

【处方分析】

复方苦参注射液可用于肌肉注射或静脉滴注。用于肌肉注射，一次2~4ml，一日2次；用于静脉滴注，一次20ml，一天1次。本处方使用该药静脉滴注，一天2次，超过说明书推荐频次。

【干预建议】

建议医师改为一天1次。

案例 ③

【处方描述】

（1）患者信息

性别：女　　年龄：18岁

（2）临床诊断：发热；上呼吸道感染［风热袭表证］

（3）处方内容

对乙酰氨基酚缓释片	0.65g×3片	0.65g q8h po
柴胡注射液	2ml×2支	4ml qd iv
0.9%氯化钠注射液	10ml×1支	10ml qd iv

【处方问题】

用药不适宜处方：用法不适宜。

【处方分析】

柴胡注射液仅用于肌内注射，本处方用于静脉注射，不符合说明书要求。

【干预建议】

建议医师改为肌内注射。

案例 ③

【处方描述】

（1）患者信息

性别：男　　年龄：2岁7个月；体重：14.6kg

（2）临床诊断：支气管炎［热毒蕴肺证］

（3）处方内容

喜炎平注射液	2ml×12支	8ml qd ivgtt
5%葡萄糖注射液	250ml×3袋	250ml qd ivgtt

【处方问题】

用药不适宜处方：用量不适宜。

【处方分析】

喜炎平注射液说明书【用法用量】推荐儿童按体重计算日用量：一日按体重 5～10mg（0.2～0.4ml/kg），最高剂量不超过250mg，以0.9%氯化钠注射液或5%葡萄糖注射液100ml ～250ml稀释后静脉滴注，控制滴速每分钟30～40滴，一日1次。本例按体重计算，喜炎平用量为146mg（约6ml），但实际用量为200mg（8ml），超过说明书实际用量。

【干预建议】

建议医师按儿童体重计算用量使用。

案例 ㉝

【处方描述】

（1）患者信息

性别：男　　年龄：37岁

（2）临床诊断：急性支气管炎［痰热壅肺证］

（3）处方内容

热毒宁注射液	10ml×14支	20ml qd ivgtt
5%葡萄糖注射液	250ml×7袋	250ml qd ivgtt
注射用头孢曲松钠	1g×14支	2g qd ivgtt
0.9%氯化钠注射液	100ml×7袋	100ml qd ivgtt
吸入用乙酰半胱氨酸溶液	3ml×14支	3ml bid 雾化吸入
0.9%氯化钠注射液	10ml×14支	10ml bid 雾化吸入

【处方问题】

热毒宁注射液用药疗程不适宜。

【处方分析】

热毒宁注射液用于治疗上呼吸道感染疗程为3日，急性气管–支气管炎疗程为5日。本例患者"急性支气管炎"诊断明确，热毒宁注射液使用疗程为7天，超过说明书推荐疗程。

【干预建议】

建议医师严格按照说明书推荐疗程使用。

案例 ③④

【处方描述】

（1）患者信息

性别：男　　年龄：65 岁

（2）临床诊断：慢性阻塞性肺病急性加重［痰热壅肺证］

（3）处方内容

异丙托溴铵气雾剂	10ml×1 支	2 喷 qid 吸入
布地奈德福莫特罗吸入粉雾剂	60 吸×1 支	2 吸 q12h 吸入
参芪扶正注射液	250ml×5 袋	250ml qd ivgtt

【处方问题】

不适应处方：用药与证型不符；违反禁忌用药。

【处方分析】

参芪扶正注射液用于肺脾两虚引起的神疲乏力、少气懒言、自汗眩晕等症状，以及肺癌、胃癌出现上述证候者的辅助治疗。参芪扶正注射液说明书【禁忌】项下载明："有内热者忌用，以免助热动血。"本例患者诊断为"痰热壅肺证"，与参芪扶正注射液的适应证不符，同时也违反了禁忌证。

【干预建议】

建议医师改用其他药物。

案例 ③⑤

【处方描述】

（1）患者信息

性别：女　　年龄：86 岁

（2）临床诊断：感染性休克；心律失常［厥阴证］

（3）处方内容

参附注射液	10ml×6 支	60ml once iv
10%葡萄糖注射液	50ml×1 支	20ml once iv

【处方问题】

用药不适宜处方：用量不适宜。

【处方分析】

参附注射液说明书推荐用法用量：静脉推注，一次5～20ml，用5～10%葡萄糖注射液20ml稀释后使用。该患者使用参附注射液50ml静推，剂量偏大。

《参附注射液急重症临床应用专家共识》指出：对于脓毒性休克患者，在常规抢救同时用参附注射液40ml静推，每15分钟1次，连续用药4～8次，待血压回升后改为100ml静脉滴注，直至病情稳定。该患者为休克患者，可采用上述用药方式。

【干预建议】

改为参附注射液40ml静推，必要时可每15分钟1次，连续4～8次。

案例 36

【处方描述】

（1）患者信息

性别：男　　年龄：48岁

（2）临床诊断：慢性肾病（CKD 5期）；2型糖尿病肾病［血瘀证］

（3）处方内容

肾康注射液	20ml×15支	100ml qd ivgtt
0.9%氯化钠注射液	250ml×3袋	250ml qd ivgtt
肾康栓	3g×15粒	3g tid 直肠给药

【处方问题】

用药不适宜处方：重复用药。

【处方分析】

肾康注射液与肾康栓组成成分和功效相同，且肾康注射液已用到日极量，同时使用肾康栓将导致药物超剂量。《肾康制剂治疗慢性肾脏病合理应用专家共识》推荐：对于无法使用肾康注射液足疗程者，建议"针栓序贯"或仅使用栓剂。

【干预建议】

建议医师停用肾康栓。

案例 37

【处方描述】

（1）患者信息

性别：男　　年龄：71岁

（2）临床诊断：短暂性脑缺血发作［瘀血阻络证］

（3）处方内容

疏血通注射液	2ml×60支	6ml qd ivgtt
5%葡萄糖注射液	250ml×20袋	250ml qd ivgtt

【处方问题】

用药不适宜处方：疗程不适宜。

【处方分析】

《疏血通注射液治疗缺血性脑血管病临床应用专家共识》建议：用药疗程为7～14天，若病情进展或存在高纤凝状态时可适当延长。本例患者用药20天，如无病情进展或存在高凝状态，应按疗程用药。

【干预建议】

建议医师根据患者病情，按疗程使用。

案例 38

【处方描述】

（1）患者信息

性别：男　　年龄：69岁

（2）临床诊断：肝癌；慢性心力衰竭；贫血［瘀毒互结］

（3）处方内容

华蟾素注射液	10ml×10支	20ml qd ivgtt 慢滴
5%葡萄糖注射液	500ml×5袋	500ml qd ivgtt 慢滴
呋塞米片	20mg×3片	10mg qd po
沙库巴曲缬沙坦钠片	50mg×5片	25mg bid po
地高辛片	0.25mg×3片	0.125mg qd po

【处方问题】

用药不适宜处方：华蟾素注射液与地高辛片联用不适宜。

【处方分析】

华蟾素注射液的主要药理活性成分为吲哚生物碱类和蟾蜍二烯内酯类，蟾蜍二烯内酯类属于强心甾烯类，与地高辛、毒毛花苷等类似，均为Na^+-K^+-ATP酶抑制剂，具有强心、抑制房室传导等作用，超量使用易引起心律失常。华蟾素注射液说明书【禁忌】项明确指出：避免与剧烈兴奋心脏药物配伍。

【干预建议】

建议医师停用地高辛片，改用酒石酸美托洛尔片或停用华蟾素注射液。

案例 ㊼

【处方描述】

（1）患者信息

性别：男　　年龄：9个月4天　　体重：8.7kg

（2）临床诊断：急性上呼吸道感染；高热［热毒犯肺证］

（3）处方内容

喜炎平注射液	50mg×3支	50mg qd ivgtt
0.9%氯化钠注射液	100ml×3支	100ml qd ivgtt
布洛芬混悬滴剂	15ml×1支	1ml q6h po

【处方问题】

用药不适宜处方：特殊人群遴选的药品不适宜。

【处方分析】

12个月以下小儿使用喜炎平注射液的安全性尚未确定，因此喜炎平注射说明书及《喜炎平注射液急性感染性疾病临床应用专家共识》均建议：1岁以下儿童禁用。该患者月龄为9个月4天，不适宜使用喜炎平注射液。

【干预建议】

建议医师停用喜炎平注射液。

案例 40

【处方描述】

（1）患者信息

性别：女　　年龄：42岁

（2）临床诊断：低钾血症；肺炎；发热［痰热壅肺证］

（3）处方内容

清开灵注射液	10ml×6支	20ml qd ivgtt
0.9%氯化钠注射液	100ml×3袋	100ml qd ivgtt
氯化钾缓释片	0.5g×8片	1g bid po

【处方问题】

用药不适宜处方：遴选的药品不适宜。

【处方分析】

清开灵注射液能引起低血钾，故说明书【禁忌】项中指出：有低钾血症包括与低钾血相关的周期性麻痹病史者禁用。本例患者诊断为"低钾血症"，不适宜选用该药。

【干预建议】

建议医师改用其他药物。

参考文献

［1］国家中医药管理局.中成药处方格式及书写规范［S］.中医药医政发［2010］57号.

［2］国家中医药管理局.中成药临床应用指导原则［M］.北京：中国医药科技出版社，2010:6.

［3］国家卫生健康委员会.医疗机构处方审核规范：国卫办医发［2018］14号.（2018－06－29）［2021－09－28］.

［4］张伯礼.中成药临床合理使用读本［M］.北京：中医古籍出版社，2011:1.

［5］郑志华.药师处方审核培训教材［M］.北京：中国医药科技出版社，2019.

［6］张冰，吴嘉瑞.中药注射剂合理用药实践［M］.北京：人民卫生出版社，2016.

［7］曾聪彦，梅全喜.中药注射剂安全应用案例分析［M］.北京：人民卫生出版社，2015.

［8］张伯礼.中药注射剂临床合理使用手册［M］.北京：中国中医药出版社，2016.

［9］吴永佩，焦雅辉.临床静脉用药调配与使用指南［M］.北京：人民卫生出版社，2010.

［10］赵新先.中药注射剂学［M］.广州：广东科技出版社，2000.

［11］吴嘉瑞，张冰.中药注射剂临床应用系统评价研究［M］.北京：人民卫生出版社，2018.

第五章　联合用药适宜性审核要点

第一节　概　述

联合用药是指为了达到治疗目的而采用的两种或两种以上药物同时或先后应用于患者。临床上联合用药普遍存在，其意义主要表现在以下几方面：①可治疗多种疾病；②提高药物的疗效，减少单一药物的用量；③减少药物部分不良反应；④延长治疗疗程，提高药物治疗效果。

合理的药物联合应用能增强疗效，适应复杂病情的需要，降低毒性，满足某些疾病在治疗上的特殊需要。倘若联合使用不当，则可产生不良的作用。因此，审方药师除了应掌握辨证论治与辨病施治之外，也要对中药联合用药的问题进行更加深入的研究，以便在调剂审方等工作中发现问题，保证患者安全、合理地用药。

中药联合用药包括中药饮片与中成药的联合用药、中成药与中成药的配伍及中药与西药的联合用药。中药与中药之间的配伍规律应遵循中药药性理论、中药七情配伍原则及组方原则，中药与西药之间的配伍规律应遵循中药药性理论、西药药理特性及配伍原则。联合用药审核时应尽可能了解两种药物之间的相互关系，如有明确禁忌的，应告知医生避免联合应用，给药途径相同时，服用时间应有一定间隔。

第二节　中药饮片与中成药联合用药适宜性审核要点

一、中药饮片与中成药联合用药的特点

中药饮片多以汤剂使用，汤剂与中成药的联用形式主要有以下两种：一是汤药与中成药同服，即根据病情需要辨证论治，遣药组方，并选用所需的成药，用煎好的汤药送服选定的中成药。一般这类中成药多含有贵重药材，或多含挥发性成分，不能与汤剂同煎，或药味太多，汤剂处方无法概括，如安宫牛黄丸、局方至宝丹、紫雪散、行军散、苏合香丸、十香丸及活络丸、

再造丸等。如治疗肝阳暴涨、阳升风动、气血上逆、痰火上蒙所致中风昏迷，治宜凉肝息风、辛凉开窍之法，常以羚羊角汤加减以清肝息风、育阴潜阳，同进灌服安宫牛黄丸或局方至宝丹，以清热解毒、凉开宣窍。二是中成药与汤剂交替使用，一般以汤剂为主要治疗手段以解决主要矛盾，交替使用一些中成药作为辅助治疗手段，或以照顾兼证，或以扶正固本。又如治疗癥瘕积聚，常投入大黄、土鳖虫、水蛭、虻虫、桃仁等破血消癥之剂为主，同时交替服用人参养荣丸或十全大补丸为辅以补益气血，扶正固本。

二、中药饮片与中成药联合用药的原则

1.应遵循药效互补原则及增效减毒原则，避免出现汤剂与中成药相互矛盾的现象，功能与主治相同或基本相同的原则上不宜叠加使用。

2.避免重复用药，如用药重复、剂量叠加。判断是否重复用药主要依据：药味组成（包括但不限于数目、占比和君臣佐使地位）；药性峻烈的或含毒性成分的药物。中药饮片、中成药重复用药，易导致超剂量使用，易造成严重不良反应，引发药源性疾病。

3.给药途径相同时，服用时间应有一定间隔。

4.合并用药时，注意中药与中成药的各药味、各成分间是否有相互作用，确需联合用药，应谨慎考虑两种药物的使用间隔时间以及药物相互作用。

三、中药饮片与中成药联合用药审核要点

参见第二章第二节中药饮片处方审核要点项下"配伍适宜性审核要点"。

四、常见中药饮片与中成药联合用药的审核问题

1.中药饮片与中成药处方功效与主治相同。

2.中药饮片与中成药处方存在相互矛盾的现象。

3.中药饮片与中成药处方联用中药药味重复数目超30%，药性峻烈的或含毒性成分的药物重复，剂量叠加。

4.中药饮片与中成药处方联用存在"十八反""十九畏"药味的配伍禁忌或不良反应。

第三节　中成药与中成药联合用药适宜性审核要点

一、中成药与中成药联合用药的特点

（一）增强疗效

如治疗口舌生疮，胃火牙痛，可用清胃散为主治之，若配以导赤散，引心胃之火下行，使邪有出路，则清胃泄火，消肿止痛的效果更佳。再如治湿痰咳嗽、痰多色白、舌苔白腻，当选二陈丸为主药，然脾为生痰之源，若辅以燥湿健脾，行气和胃的平胃散，则标本兼顾，疗效更佳。

（二）适应病情需要

如治疗气阴两虚证，选用补中益气丸补气，六味地黄丸补阴，则可收气阴双补之效。外感热病，高热不退，烦躁口渴，斑疹吐衄，舌绛不寐，证属气血两燔，治宜气血两清，应选用清气良药白虎合剂配伍凉血成药犀角地黄丸同用，以达气血两清之目的。

（三）抑制偏性，防伤正气

如治二便不通，阳实水肿，当选用通利峻下之剂舟车丸，但该药攻逐力猛，易伤正气。为此，常配伍四君子丸固护脾胃，以达祛邪而不伤正的目的。治妇女瘀血阻滞，癥瘕痞块，常采用早服活血之剂化回生丹，晚服益气养血之剂八珍益母丸、人参养荣丸，使邪气消而不伤正气。

二、中成药与中成药联合用药的原则

1.当疾病复杂，一种中成药不能满足所有证候时，可以联合应用其他中成药。

2.多种中成药的联合应用，应遵循药效互补原则及增效减毒原则。功能类别相同或基本相同的中成药原则上不宜叠加使用（分类方法参考《国家基本医疗保险和工伤保险药品目录》《中成药临床应用指导原则》等）。

3.药性峻烈的或含毒性成分的药物应避免重复使用；存在成分完全包含的衍生方关系（能够溯源加减关系的传统衍生方）、且治疗目的相同的、含有相同中药或化学成分的应避免重复使用。

4.用药时，注意中成药的各药味、各成分间是否存在配伍禁忌。

5.无论是否发热，感冒期间均不宜服用滋补类中成药，包括但不限于以熟地黄、阿胶、制何首乌、女贞子、淫羊藿为君臣药的中成药，同时在药品说明书上标示"感冒期间不宜服用"或等价概念的滋补类中成药。可用于气虚、表虚外感的平补固表类中药（包括但不限于党参、甘草、桂枝）不在此列。

6.一些病证可采用内服的中成药与外用药联合使用。内服联合外用时、先后交替使用、减量（与说明书标准量相比减少30%以上）联用、急危重症抢救用药时，可不视为重复用药。

7.中成药联合使用的品种数与处方不合理性具有一定相关性。3种及3种以上同一给药途径的中成药联合使用时，潜在不合理性（包括但不限于重复用药、寒热冲突）会增加。

8.治疗同一疾病的寒性中成药与热性中成药不宜联合使用，明确诊断为寒热错杂证的处方除外。

中药注射剂联合使用时，还应遵循以下原则：

1.两种以上中药注射剂联合使用，应遵循主治功效互补及增效减毒原则，符合中医传统配伍理论的要求，无配伍禁忌。

2.谨慎联合用药，如确需联合使用时，应谨慎考虑中药注射剂的间隔时间以及药物相互作用等问题。

3.需同时使用两种或两种以上中药注射剂，严禁混合配伍，应分开使用。除有特殊说明，中药注射剂不宜两个或两个以上品种同时共用一条通道。

三、中成药与中成药联合用药审核要点

（一）含配伍禁忌的中成药联合用药审核

临床中常用治疗风寒湿痹的大活络丸、尪痹颗粒、祛风止痛胶囊、强力天麻杜仲胶囊等中成药含有草乌或附子，而常用的止咳化痰药川贝枇杷糖浆、羚羊清肺丸、通宣理肺丸、复方鲜竹沥液等含有川贝、浙贝、半夏，根据配伍原则，上述两类药联用当属相反禁忌。另外，由于甘草在中成药中较为常用，当与含相反成分的其他中成药联用时更易被忽视。如临床常用中成药心通口服液中含有海藻，祛痰止咳颗粒含有甘遂，若与橘红痰咳颗粒、通宣理肺丸、镇咳宁胶囊等含甘草的中成药联用属"十八反"禁忌。

此外，临床常用的利胆中成药益胆片、胆乐胶囊、胆康胶囊、胆宁片以及治疗肿瘤的平消胶囊等含有郁金，与含有丁香苏合香丸、紫雪散等中成药合用，存在"十九畏"配伍禁忌。

（二）含有同一毒性成分的中成药联合用药审核

临床中含有毒成分的中成药不在少数，如果只根据病情选用药物而不了解处方组成，使用含有同一种毒性药物的中成药进行联合应用，导致加大了含毒性成分中药的用药剂量，易导致有毒成分的蓄积，产生不良反应，严重者还会引起中毒。例如大活络丹与天麻丸两药均含有附子，如合用则加大了乌头碱的摄入量，增大了不良反应发生的概率，可能会出现运动麻痹、心律失常、阿-斯综合征等不良反应；临床常用朱砂安神丸、天王补心丹治疗失眠，如将两药合用会增加有毒成分的服用量，因其均含有朱砂（其毒性成分为汞），过量或长期服用后轻者可出现恶心呕吐、头昏倦怠的不良反应，重者可导致肾衰竭。如患者咽喉肿痛，既用牛黄解毒片，又用六神丸或喉症丸，这几种药里都含有雄黄，如合用其有毒成分砷的用量加大了2～3倍，有可能出现正常用药情况下一般不会出现的不良反应。还有报道含朱砂的中成药如磁朱丸、柏子养心丸、安宫牛黄丸、苏合香丸等与含较多还原性溴离子或碘离子的中成药如治癫灵片、消瘿顺气散等长期服用，在肠内会形成有刺激性的溴化汞或碘化汞，导致药源性肠炎、赤痢样大便。

（三）药性相反的中成药联合用药审核

药性相反中成药联用可导致药效作用的减弱或消失，审方时要特别注意。如临床常用的补中益气丸有补中益气、升阳举陷的作用，若与木香槟榔丸等降气药同用，一升一降，药效则相互抵消。另外，将温中散寒的附子理中丸与性质寒凉的清热泻火药牛黄解毒片联用，两者药性相反，联合用药不适宜。有些西医不清楚中医的辨证论治，将治疗风寒感冒与风热感冒的药性相反中成药同用，不但起不到治疗作用，而且增加了患者的经济负担。

四、常见中成药与中成药联合用药的审核问题

1.中成药与中成药联用时，所含毒性药物的"增量"和"叠加"。

2.含相同西药成分的中成药联用，导致重复用药或超量用药。

3.药性相反的中成药联用后可能引起药效降低。

4.联用存在配伍禁忌。

5.功效相同的中成药联用；不同症候禁忌药物联用。

6.联合用药产生化学变化，导致不良反应。

7.两种或两种以上中药注射剂混合配伍。

第四节　中药与西药联合用药适宜性审核要点

一、中药与西药联合用药的特点

中西药合理的联用可以协同增效、减少用量、扩大应用范围、降低毒副反应。

（一）相辅相成，协同增效

药理作用相同或相似的中药与西药联合使用时，其作用效果可以相加。如麻黄细辛附子汤具有抗心律失常、增快心率、兴奋窦房结、增加传导之功能，联合阿托品治疗心律失常，则可增强疗效。双黄连具有广谱抗菌、抗病毒作用，而且还具有增强免疫力之功效，尤其增强细胞免疫；西咪替丁是H受体阻断剂，可抑制胃酸的分泌，是治疗溃疡病的良药，又可通过阻止组胺对抑制性T细胞（T_s/Th）的比值增强免疫反应而发挥对病毒的清除作用。资料表明，二者联合使用，抗病毒能力增强。丙谷胺与甘草、白芍、冰片联用治疗消化性溃疡，有协同作用，并已制成复方丙谷胺（胃丙胺）制剂。阿奇霉素与双黄连注射液联用，阿奇霉素对革兰阴性菌、厌氧菌、支原体、衣原体有较强的抑制作用，双黄连能抗菌、抗病毒、增强免疫，两药合用，相辅相成、协同增效。

（二）减少用量，缩短疗程

由中药珍珠层粉、野菊花、槐米（芦丁）和盐酸可乐定、氢氯噻嗪组成的中西药复方制剂珍菊降压片（每片重0.25g，含盐酸可乐定0.03mg，氢氯噻嗪5mg）治疗高血压，每次1片，每日3次，就能起到利尿、降压、抑制交感神经等作用。其中盐酸可乐定有较好的降压作用，但久用易产生水钠潴留，而复方比单用盐酸可乐定的剂量减少了60%。地西泮有嗜睡等不良反应，若与苓桂术甘汤合用，地西泮用量只需常规用量的1/3，且可减轻嗜睡等不良反应。槟榔合用呋喃丙胺治疗日本血吸虫病，疗程由单用呋喃丙胺的14天减少至10天。

（三）扩大应用范围

有些药物单独使用时，产生的副作用较明显，疗效相对较低，中西药的联合使用可以扩大使用范围。如碳酸锂治疗白细胞减少症，但其胃肠反应也限制了其适用范围，如果联合使用白及、姜半夏、茯苓等复方中药，就可以减轻胃肠反应。氯丙嗪治疗精神病时因对肝脏有损害，故肝功能不良者忌用，而氯丙嗪与珍珠层粉、三硅酸镁制成珍氯片不仅对肝功能影响较小，且有一定的协同作用。结核灵片联合使用西药乙胺丁醇、异烟肼和利福平治疗肺结核时，比单独使用中药更能改善中医证候，并促进痰菌的转阴和病变的吸收。

（四）降低毒副作用

西药化学成分单一，单独使用虽治疗作用显著，但其副作用较多，有些患者在副作用的影响下无法完成治疗，或又增添新病，整体效果降低。中西药联合使用，可以标本兼顾，较大限度地降低毒副作用。如糖皮质激素与六味地黄丸联用，有助于提高疗效及减少糖皮质激素的不良反应。中药甘草中提取的甘草酸与链霉素联用，能降低或消除链霉素对第八对脑神经的损害，使不良反应减低。补中益气汤、六味地黄丸等补益药配合抗肿瘤药物的化疗作用中，可减轻患者消化道不良反应，预防患者在注射环磷酰胺后引起的白细胞下降。连翘、金银花、黄连等有清热解毒、抑菌的作用，联合使用抗生素时对耐药的菌体蛋白质合成产生协同抑制效应，能增强青霉素对耐药金黄色葡萄球菌的抗菌活性。

二、中药与西药联合用药的原则

1.中药与西药联用时，应熟悉两种药物之间的相互关系，如有明确禁忌的，应避免联合应用。

2.给药途径相同的，应分开使用。

3.联合用药需要密切监测二者相互作用。即有证据表明存在相互作用，但是不属于联用禁忌，需要在用药过程中密切监测生理生化指标，根据实际情况及时调整治疗策略。

4.避免含有相同西药成分的中成药与西药合用。

5.中药注射剂药味或成分与口服药物存在明确的配伍禁忌，又确需联合用药，应谨慎考虑两种药物的使用间隔时间以及药物相互作用。

6.中西药注射剂需谨慎联合使用。

7.应避免副作用相似的中西药注射剂联合使用，也应避免有不良相互作用的中西药注射剂联合使用。

8.如果中西药注射剂确需联合用药，应根据中西医诊断和各自的用药原则选药，考虑中西药物的主辅地位确定给药剂量、给药时间、给药途径。

9.中西药注射剂联用，应充分考虑药物之间的相互作用，尽可能减少联用药物的种数和剂量，根据临床情况及时调整用药。

10.中西注射剂联用，尽可能选择不同的给药途径（如穴位注射、静脉注射）进行给药。必须同一途径用药时，应将中西药分开使用，谨慎考虑两种注射剂的使用间隔时间以及药物相互作用，严禁混合配伍。

三、中药与西药联合用药审核要点

中西药不合理联用会导致毒副作用增加和导致药效降低，临床应用时应尽量避免配伍联用。审核时应注意以下几个方面：

（一）导致毒副作用增加

1.毒性相同，毒副作用同类相加　①地榆、虎杖、五倍子等含鞣质的中药与四环素、利福平、灰黄霉素等西药，两者均有肝毒性，合用则可加重肝毒性；②黄连、黄柏、川乌、麻黄等含生物碱的中药与生物碱类西药士的宁、阿托品、麻黄碱等合用会出现同类毒副作用相加的情况，使毒副作用增强；③雷公藤及其制剂与氯霉素合用，因两者均有骨髓造血功能抑制作用，故对人的骨髓造血功能抑制的概率明显增加。

2.产生有毒的化合物　①含汞的中药及中成药如朱砂及中成药磁朱丸、朱砂安神丸、梅花点舌丹等与溴化物、碘化物、硫酸亚铁、亚硝酸盐同服，能生成有毒的溴化汞、碘化汞，导致药源性肠炎；②雄黄、信石等含砷的中药及制剂如牛黄解毒丸、六神丸、清热解毒丸等与硝酸盐、硫酸盐类西药同服。因雄黄的主要成分为硫化砷，同服后胃液内产生少量的硝酸或硫酸，使雄黄所含硫化砷氧化生成三氧化二砷，毒性增加，长期应用可引起砷中毒。

3.增加药物毒副作用　①中药珍珠、龙骨、石膏、瓦楞子、牡蛎、石决明、海螵蛸等含有大量钙的中药与强心苷类药物合用，因增加血钙离子含量，使强心苷类药物的心脏毒性增强，而导致心律失常或使传导阻滞；②含莨菪烷类生物碱的中草药及制剂如曼陀罗、天仙子、洋金花、华山参、颠茄合剂等与强心苷类药物配伍，因莨菪烷类生物碱具有松弛平滑肌、减慢胃肠蠕动的作用，使机体对强心苷类药物的吸收和蓄积增加，易引起中毒反应；③苦杏仁、桃仁、白果等含氰苷的中药可加重麻醉药、镇静止咳药如硫喷妥钠、可待因等呼吸中枢抑制作用，使副作用增加，严重的可使患者呼吸衰竭；④麻黄兴奋心肌而加快心率、增强心脏对强心苷类药物的敏感性而增加对心脏的毒性；⑤中药川乌、草乌、附子及含这类成分药物和含生物碱的中成药如小活络丹、三七片、元胡止痛片、盐酸小檗碱等与氨基糖苷类抗生素合用，可增加其对听神经的毒性。

4. 加重或诱发并发症，诱发药源性疾病 ①鹿茸、甘草具有类激素样成分，与刺激胃黏膜的阿司匹林等水杨酸衍生物合用，可诱发消化道溃疡；②银杏叶制剂与阿司匹林合用治疗脑血管疾病。由于阿司匹林有抗血小板聚集作用，而银杏叶的银杏内酯是血小板活化因子（PAF）的抑制物，与阿司匹林合用可增加血小板功能的抑制，造成出血现象；③含朱砂的朱砂安神丸、磁朱丸等制剂与溴化钾、溴化钠、碘化钾等药物合用，可导致药源性肠炎。因朱砂含有硫化汞，在肠道遇到溴或碘后，生成有刺激性的溴化汞及碘化汞，引起赤痢样大便，导致药源性肠炎。

5. 诱发过敏反应 ①板蓝根、穿心莲、鱼腥草注射液及鹿茸精注射液等与青霉素伍用会增加过敏的危险；②复方丹参注射液应不与右旋糖酐40注射液混合静脉滴注。因右旋糖酐40本身是一种抗原，可与丹参等形成络合物，两者共同作用的结果可导致过敏性休克或严重的过敏症；③柴胡注射液与庆大霉素混合使用，使出现过敏性休克的概率增加，甚至出现急性肾衰竭等不良反应。

6. 改变体内某些介质成分含量或环境也能增加毒副作用 ①某些中药能促进单胺类神经介质的释放，与单胺氧化酶抑制剂合用可使毒副作用增强，严重时可致高血压危象。如麻黄、中药酒剂与呋喃唑酮、格列本脲、甲硝唑等；②含钾离子高的中药如萹蓄、金钱草、丝瓜络等与保钾利尿药螺内酯、氨苯蝶啶等合用可引起高钾血症；③含有机酸类中药山楂、乌梅、五味子等能酸化体内环境，与磺胺类药合用时，会降低其溶解度而在尿中析出结晶，严重者会引起血尿；与呋喃妥因、阿司匹林、吲哚美辛等联用可增加后者在肾脏的重吸收而加大对肾脏的毒性。

（二）导致药效降低

1. 生成络合物、螯合物、缔合物，影响药效发挥　①含多种金属元素，如钙、镁、铝、铁、磷等矿物质成分的中药石膏、海螵蛸、石决明、龙骨、龙齿、牡蛎、瓦楞子、明矾、自然铜、磁石、代赭石、赤石脂、钟乳石及中成药如龙牡壮骨颗粒等与四环素类、大环内酯类抗生素、异烟肼、利福平等合用，因为多价金属离子能与四环素类等药物分子内的酰胺基和酚羟基结合，生成络合物，降低药物的生物利用度，使疗效降低；②含槲皮素成分的药物如柴胡、旋覆花、桑叶、槐花、槐角、山楂、侧柏叶等中药及中成药应避免与西药硫酸钙、维丁胶性钙、硫酸镁、硫酸亚铁、氢氧化铝和碳酸铋合用，因能形成络合物而相互影响疗效；③地榆、五倍子、大黄、虎杖等含鞣质的中药及制剂与胃蛋白酶、淀粉酶、胰酶、多酶片等酶制剂及维生素B_1、维生素B_6等合用，能形成氢键缔合物而影响两者的疗效；熊胆、蛇胆及其制剂蛇胆川贝液等与奎尼丁合用，奎尼丁能与胆汁中阳离子生成不溶性的络合物而影响吸收，降低疗效。

2. 生成沉淀，影响药物吸收　①含鞣质的中药及制剂，如大黄、山茱萸、五倍子、金樱子、石榴皮以及中成药黄连上清丸、六味地黄丸等与多种抗生素（四环素、红霉素、利福平、林可霉素等）合用。这些中药中均含有鞣质，与抗生素结合易产生沉淀，使其失去活性而降低疗效。②含生物碱的中药及制剂如黄连、黄柏、麻黄、香连丸、知柏地黄丸、附子理中丸等与金属盐类、酶制剂、碘化物合用会产生沉淀。③石膏、龙骨、牡蛎等含钙离子多的中药及其制剂龙牡壮骨颗粒等与磷酸盐、硫酸盐类西药合用，能生成磷酸钙、硫酸钙沉淀，影响吸收，降低疗效。

3. 酸碱中和或发生水解、氧化反应、吸附作用，影响药物疗效　①中药乌梅、山楂以及含酸性的中成药如大山楂丸、五味子糖浆等与碱性西药复方氢氧化铝片、氢氧化铝凝胶、健胃片等合用，可发生酸碱中和反应，降低药物疗效；②甘草及其他含甘草酸制剂，与多元环碱性较强的生物碱如奎宁、麻黄碱、利血平等配伍，因产生中和反应，生成沉淀，影响药物吸收，降低疗效；③人参、三七、远志、桔梗等药物与酸性较强的药物配伍时，因为这些药物在酸性环境中其主要有效成分皂苷在酶的作用下可发生水解而失效；④含醌类成分的中药如大黄、何首乌等与碱性药物配伍时，因这类中药所含蒽醌苷在碱性溶液中易发生氧化而失效；⑤煅炭的中药有很强的吸附作用，可使酶类制剂和生物碱类西药失效。

4.药理作用拮抗 ①麻黄及其制剂与镇静催眠药氯丙嗪、苯巴比妥等合用，前者的中枢兴奋作用能拮抗后者的中枢抑制作用，使两者的疗效均降低；②石膏、龙骨、牡蛎等含钙离子多的中药及制剂与硫酸镁等合用，前者能拮抗后者的泻下作用；③鹿茸及其制剂与苯乙双胍、甲苯磺丁脲、胰岛素等降糖药合用，前者能拮抗后者的降血糖作用；④天麻、僵蚕等平肝息风药及制剂如天麻丸与中枢兴奋药尼可刹米、戊四氮、洛贝林等合用，前者的镇静作用能拮抗后者的中枢兴奋作用。

5.影响体内酶代谢或破坏酶的作用 ①含大黄成分的中成药，如麻仁丸、解暑片、牛黄解毒片等与胰酶、胃蛋白酶、多酶片合用，大黄可抑制酶类的消化作用，黄连上清丸中的黄连与乳酶菌合用，使乳酶菌活力丧失，导致该药失去助消化的功能；②中药神曲、麦芽、淡豆豉等含消化酶、酵母，与抗生素同服，可破坏酶的作用而影响疗效。

此外，中西药合用时还存在一种药物能加快另一种药物的代谢速度，缩短半衰期，降低血药浓度而降低疗效。如中药酒剂就能加快苯妥英钠、苯巴比妥、华法林等的代谢速度。

四、常见中药与西药联合用药审核的问题

1.含西药成分的中成药与西药联用时，存在相同成分的剂量叠加。

2.中西药联用，存在配伍禁忌的相互作用。

3.中西药联用，存在毒副作用增加或药效降低的相互作用。

4.中西药联用，存在需要密切监测的相互作用。

第五节　审方案例及分析

案例 ❶

【处方描述】

（1）患者信息

性别：女　　年龄：36岁

（2）临床诊断：月经不调［肝郁血虚证］

（3）处方内容

处方1

北柴胡10g	当归10g	白芍10g	炙甘草5g
茯苓10g	麸炒白术10g	丹参10g	香附10g
醋五灵脂5g^{（包煎）}	干益母草5g	生姜5g	薄荷5g^{（后下）}

共4剂，每日一剂，水煎400ml，分早晚2次饭后温服

处方2

| 逍遥丸 | 6g×10袋 | 6g bid po |

【处方问题】

用药不适宜处方：重复用药。

【处方分析】

处方1为逍遥散加减，与处方2逍遥丸成分有所重复，合用会增加药物用量，易增加药物不良反应。

【干预建议】

建议医师修改处方用药。

案例 ❷

【处方描述】

（1）患者信息

性别：女　　年龄：23岁

（2）临床诊断：咳嗽［风邪犯肺证］

（3）处方内容

处方1

蜜麻黄10g	燀苦杏仁10g	紫苏叶10g^{（后下）}	地龙10g
蝉蜕6g	炒紫苏子10g	蜜枇杷叶10g	炒牛蒡子10g
醋五味子5g	前胡10g	金荞麦30g	

共7剂，每日一剂，水煎400ml，分早晚2次饭后温服

处方2

| 苏黄止咳胶囊 | 0.45g×24粒 | 1.35g tid po |

【处方问题】

用药不适宜处方：重复用药。

【处方分析】

该方与苏黄止咳胶囊组成重复较多，两药相加会导致药物用量增加，易增加药物的毒副作用。

【干预建议】

建议医师修改处方用药。

案例 ❸

【处方描述】

（1）患者信息

性别：男　　年龄：12 岁

（2）临床诊断：疱疹性咽峡炎［风热证］

（3）处方内容

小儿热速清颗粒	2g×10袋	4g tid po
清开灵注射液	2ml×10支	20ml qd ivgtt
0.9%氯化钠注射液	100ml×1支	100ml qd ivgtt

【处方问题】

用药不适宜处方：重复用药。

【处方分析】

小儿热速清颗粒与清开灵注射剂均含有水牛角，且均具有清热解毒功效，功效重复。

【干预建议】

建议医师修改处方用药。

案例 ❹

【处方描述】

（1）患者信息

性别：女　　年龄：19 岁

（2）临床诊断：感冒［风热感冒证］

（3）处方内容

| 维C银翘片 | 0.5g×12片 | 1g tid po |
| 感冒灵颗粒 | 10g×10袋 | 10g tid po |

【处方问题】

用药不适宜处方：重复用药。

【处方分析】

维C银翘片与感冒灵颗粒均为用于治疗风热感冒的中成药，功效相似，且均含对乙酰氨基酚。对乙酰氨基酚具有一定肝毒性，重复使用可能会使患者出现不良反应。

【干预建议】

建议医师修改处方用药，选择其中一种药物。

案例 5

【处方描述】

（1）患者信息

性别：男　　年龄：33岁

（2）临床诊断：脑梗死［气虚血瘀证］

（3）处方内容

丹红注射液	10ml×1支	10ml qd ivgtt
5%葡萄糖注射液	250ml×1袋	250ml qd ivgtt
红花注射液	20ml×1支	20ml qd ivgtt
5%葡萄糖注射液	250ml×1袋	250ml qd ivgtt

【处方问题】

用药不适宜处方：重复用药。

【处方分析】

红花注射液主要成分为红花，具有活血化瘀功能。用于治疗闭塞性脑血管疾病，冠心病，脉管炎。丹红注射液主要成分为丹参、红花，具有活血化瘀，通脉舒络的功能，用于瘀血闭阻所致的胸痹及中风，症见：胸痛，胸闷，心悸，口眼歪斜，言语塞涩，肢体麻木，活动不利等症；冠心病、心绞痛、心肌梗塞，瘀血型肺心病，缺血性脑病、脑血栓。二者均含有红花，功能主治基本相同，联用为重复用药。

【干预建议】

建议医师修改处方用药，选择其中一种药物。

案例 ❻

【处方描述】

（1）患者信息

性别：女　　年龄：55岁

（2）临床诊断：肺癌［气阴两虚证］

（3）处方内容

参麦注射液	50ml×1支	50ml qd ivgtt
5%葡萄糖注射液	250ml×1袋	250ml qd ivgtt
黄芪注射液	10ml×1支	20ml qd ivgtt
5%葡萄糖注射液	250ml×1袋	250ml qd ivgtt

【处方问题】

用药不适宜处方：重复用药。

【处方分析】

参麦注射液主要成分为红参、麦冬。功能主治为益气固脱，养阴生津，生脉。用于治疗气阴两虚型之休克、冠心病、病毒性心肌炎、慢性肺心病、粒细胞减少症。能提高肿瘤病人的免疫机能，与化疗药物合用时，有一定的增效作用，并能减少化疗药物所引起的毒副反应。黄芪注射液主要成份为黄芪。功能主治为益气养元，扶正祛邪，养心通脉，健脾利湿。用于心气虚损、血脉瘀阻之病毒性心肌炎、心功能不全及脾虚湿困之肝炎。二种注射剂功能主治相似同时使用为重复用药。

【干预建议】

建议医师修改处方用药，选择其中一种药物。

案例 ❼

【处方描述】

（1）患者信息

性别：男　　年龄：65 岁

（2）临床诊断：支气管扩张症伴咯血；咯血［痰瘀互结证］

（3）处方内容

处方1

浙贝母10g	瓜蒌20g	茯苓10g	麸炒枳实10g
黄芩片15g	侧柏叶15g	芦根20g	麸炒薏苡仁15g
燀苦杏仁10g	炙甘草6g		

共7剂，每日一剂，水煎300ml，分早晚2次饭后温服

处方2

云南白药胶囊　　　0.25g×24 粒　　　　0.5g tid po

【处方问题】

用药不适宜处方：有配伍禁忌。

【处方分析】

云南白药胶囊含有草乌（制），与中药汤剂中的浙贝母、瓜蒌存在"十八反"配伍禁忌，同时服用会产生毒副作用，应避免联合使用。

【干预建议】

建议医师修改处方用药，如需使用，请医师再次签名确认。

案例 ❽

【处方描述】

（1）患者信息

性别：男　　年龄：50 岁

（2）临床诊断：痞证［寒热互结证］；痹证［痛痹证］

（3）处方内容

处方1

法半夏9g	干姜10g	黄芩片10g	黄连片5g

党参片9g	大枣10g	炙甘草5g

共7剂，每日一剂，水煎400ml，分早晚2次饭后温服

处方2

大活络胶囊	0.25g×4粒	1g tid po

【处方问题】

用药不适宜处方：有配伍禁忌。

【处方分析】

大活络丸含有制草乌，该药与中药汤剂中的法半夏存在"十八反"配伍禁忌，同时服用会产生毒副作用，应避免联合使用。

【干预建议】

建议医师修改处方用药，如需使用，请医师再次签名确认。

案例 ⑨

【处方描述】

（1）患者信息

性别：女   年龄：45岁

（2）临床诊断：胃脘痛；咽喉肿痛［风热证］

（3）处方内容

附子理中丸	9g×10丸	9g tid po
黄连上清丸	6g×6袋	6g bid po

【处方问题】

用药不适宜处方：联合用药不适宜。

【处方分析】

附子理中丸是温里剂，温中健脾。用于脾胃虚寒，脘腹冷痛，呕吐泄泻，手足不温。黄连上清丸为清热剂，清热通便，散风止痛。用于上焦风热所致的头晕脑胀，牙龈肿痛，口舌生疮，咽喉红肿，耳痛耳鸣，大便干燥、小便黄赤。两者症候禁忌相反，禁止联用。

【干预建议】

建议医师修改处方用药，选择其中一种药物。

案例 ⑩

【处方描述】

（1）患者信息

性别：男　　年龄：33 岁

（2）临床诊断：上呼吸道感染［风热证］

（3）处方内容

双黄连口服液	10ml × 10 支	10ml tid po
感冒清热颗粒	12g × 10 袋	12g tid po

【处方问题】

用药不适宜处方：联合用药不适宜。

【处方分析】

双黄连口服液说明书用于风热感冒，风寒感冒者不适用；感冒清热颗粒说明书用于风寒感冒，不适用于风热感冒。二者功效主治相反，联合使用不适宜。

【干预建议】

建议医师修改处方用药。

案例 ⑪

【处方描述】

（1）患者信息

性别：女　　年龄：65 岁

（2）临床诊断：风湿性关节炎

（3）处方内容

强力天麻杜仲胶囊	0.4g × 24 粒	0.8g bid po
祛风止痛片	72 片	6 片 bid po

【处方问题】

不规范处方：临床诊断书写不全。用药不适宜处方：联合用药不适宜。

【处方分析】

根据《中药处方格式及书写规范》要求，中药处方的中医诊断需包括病名和证型（病名不明确的可不写病名），应填写清晰、完整，并与病历记载相一致。该中药饮片处方的中医诊断只有病名没有证型，中医证型是临床医师通过中医药理论，辨清、概括并判断患者疾病为某种性质证候的诊断结论。中医证型诊断缺项将无法判断所开具的组方功效与疾病证型是否相符。

强力天麻杜仲胶囊制草乌、附子（制），适用于筋脉挛痛等，具有心脏毒性；祛风止痛片作用之一治疗各种疼痛，其成分之一含制草乌，制草乌具心脏毒性，两种药联合使用增加心脏毒性，联合使用不适宜。

【干预建议】

建议医师补充中医证型诊断并修改处方用药。

案例 ⑫

【处方描述】

（1）患者信息

性别：男　　年龄：65岁

（2）临床诊断：心功能不全；消渴［上热下寒证］

（3）处方内容

处方1

乌梅15g	党参片10g	肉桂5g	细辛3g
黄连片5g	当归10g	花椒5g	黄柏5g
干姜5g	怀牛膝5g		

共7剂，每日一剂，水煎300ml，分早晚2次饭后温服

处方2

| 阿司匹林肠溶片 | 100mg×14粒 | 100mg　qd　po |

【处方问题】

用药不适宜处方：存在不良相互作用。

【处方分析】

处方1为乌梅丸加减，含有较高的有机酸成分，可导致尿液pH降低。在酸性尿液中，阿司匹林的代谢物水杨酸盐解离减少，重吸收增加，排泄减少，

可加重对肾脏的毒性，应避免联合使用。

【干预建议】

建议医师修改处方用药。

案例 ⓭

【处方描述】

（1）患者信息

性别：男　　年龄：32岁

（2）临床诊断：痤疮；不寐［心阳不足证］

（3）处方内容

处方1

生龙骨20g^{（先煎）}　　生牡蛎20g^{（先煎）}　　桂枝10g　　　炙甘草5g

共3剂，每日一剂，水煎400ml，分早晚2次饭后温服

处方2

盐酸米诺环素胶囊　　50mg×12粒　　100mg bid po

【处方问题】

用药不适宜处方：存在不良相互作用。

【处方分析】

该方为桂枝甘草龙骨牡蛎汤，方中含有龙骨、牡蛎含铁、镁、铝、钙等矿物质成分。与盐酸米诺环素胶囊联合使用会发生络合反应，进而生成络合物，会显著降低药物的生物利用度，使临床治疗效果降低或消失。

【干预建议】

建议医师修改处方用药。

案例 ⓮

【处方描述】

（1）患者信息

性别：女　　年龄：59岁

（2）临床诊断：骨质疏松；热痹［风湿痹证］

（3）处方内容

处方1

黄芩片10g	滑石10g（先煎）	通草10g	大腹皮10g
茯苓15g	白豆蔻5g（后下）	地龙10g	木瓜10g

共3剂，每日一剂，水煎400ml，分早晚2次饭后温服

处方2

骨化三醇胶丸　　0.25μg×14粒　　　0.25μg bid po

【处方问题】

用药不适宜处方：存在不良相互作用。

【处方分析】

处方1中滑石主要成分含水的硅酸镁，与骨化三醇胶囊同时使用，会促进镁离子吸收，引起高镁血症，增加毒副作用。

【干预建议】

建议医师修改处方用药。

案例 15

【处方描述】

（1）患者信息

性别：女　　年龄：28岁

（2）临床诊断：胃胀［寒热错杂证］

（3）处方内容

处方1

法半夏15g	黄芩片10g	黄连片5g	干姜10g
麸炒白术10g	姜厚朴10g	党参片10g	炙甘草10g

处方2

复方胃蛋白酶散　　3g×8袋　　　　3g bid po

【处方问题】

用药不适宜处方：联合用药不适宜。

【处方分析】

处方1中黄芩、黄连具有抑制微生物活性的作用，与处方2中的复方胃蛋白酶散合用，会抑制酶制剂的活性，导致疗效降低。

【干预建议】

建议医师修改处方用药。

案例 ⑯

【处方描述】

（1）患者信息

性别：女　　年龄：23岁

（2）临床诊断：感冒［风热证］

（3）处方内容

维C银翘片	0.5g×12片	1g tid po
氨咖黄敏胶囊	0.276g×24粒	0.552g tid po

【处方问题】

用药不适宜处方：重复用药。

【处方分析】

维C银翘片与氨咖黄敏胶囊均含对乙酰氨基酚，二者合用时对乙酰氨基酚日剂量为2.13g，超过2g/d的日剂量，增加对肝脏损伤的毒副作用。

【干预建议】

建议医师修改处方用药。

案例 ⑰

【处方描述】

（1）患者信息

性别：男　　年龄：55岁

（2）临床诊断：高血压［肝火亢盛证］

（3）处方内容

珍菊降压片	0.25g×21片	0.25g tid po
氢氯噻嗪片	25mg×28片	50mg bid po

【处方问题】

用药不适宜处方：重复用药。

【处方分析】

珍菊降压片含有氢氯噻嗪5mg，与氢氯噻嗪片同时使用可导致氢氯噻嗪用药剂量增加，易发生电解质紊乱如低钾血症。

【干预建议】

建议医师修改处方用药。

案例 ⑱

【处方描述】

（1）患者信息

性别：女　　年龄：22岁

（2）临床诊断：牙周炎；腹痛［暑湿证］

（3）处方内容

| 藿香正气口服液 | 10ml×10支 | 10ml tid po |
| 甲硝唑片 | 0.2g×18片 | 0.2g tid po |

【处方问题】

用药不适宜处方：存在不良相互作用。

【处方分析】

甲硝唑片与藿香正气口服液合用，甲硝唑会抑制乙醛脱氢酶，从而抑制乙醇的代谢，引起乙醛蓄积，产生双硫仑样作用，表现为低血压、恶心、心慌面红、心痛、出汗等。

【干预建议】

建议医师修改处方用药。

案例 ⑲

【处方描述】

（1）患者信息

性别：男　　年龄：29岁

（2）临床诊断：咳嗽［风热咳嗽证］

（3）处方内容

| 蛇胆川贝液 | 10ml×12支 | 10ml bid po |
| 磷酸可待因片 | 30mg×20片 | 30mg tid po |

【处方问题】

用药不适宜处方：存在不良相互作用。

【处方分析】

蛇胆川贝液含氰甙成分，在胃酸作用下水解产生氢氰酸，抑制呼吸中枢，使可待因的呼吸中枢抑制作用增强，同时会增加对肝脏的毒副作用。

【干预建议】

建议医师修改处方用药。

案例 ⑳

【处方描述】

（1）患者信息

性别：女　　年龄：67岁

（2）临床诊断：心力衰竭［气虚血瘀证］

（3）处方内容

| 芪苈强心胶囊 | 0.3g×72粒 | 1.2g tid po |
| 地高辛片 | 0.25mg×3片 | 0.125mg qd po |

【处方问题】

用药不适宜处方：存在不良相互作用。

【处方分析】

芪苈强心胶囊含有洋地黄类似物，与地高辛联用会导致地高辛血药浓度明显升高，增加洋地黄类药物中毒的不良反应，为降低中毒风险，二者应避免联合应用。

【干预建议】

建议医师修改处方用药，避免二者联合使用。

参考文献

［1］李大魁.中华医学百科全书 药学 临床药学［M］.北京：中国协和医科大学出版社，2018.

［2］王永炎，晁恩祥，王贵强.中成药临床应用指南 感染性疾病分册［M］.北京：中国中医药出版社，2015.

［3］梅全喜，曹俊岭.中药临床药学［M］.北京：人民卫生出版社，2013.11.

［4］中药饮片处方审核规范，深圳卫生健康委员会，2021年4月1日，http://wjw.sz.gov.cn/attachment/0/758/758943/8708423.

［5］李承文.新编临床用药［M］.天津：天津科学技术出版社，2018.

［6］金锐，王宇光，薛春苗，等.中成药处方点评的标准与尺度探索（七）：中西药相互作用［J］.中国医院药学杂志，2015，35（19）：1713-1718.

［7］金锐，赵奎君，郭桂明，等.中成药临床合理用药处方点评北京共识［J］.中国中药杂志，2018，43（05）：1049-1053.

［8］金锐，王宇光，薛春苗，等.北京地区基层医疗机构中成药处方点评共识报告（2018版）［J］.中国医院药学杂志，2018，38（18）：1877-1887+1892.

［9］胡珀，金炎，沈夕坤，等.中药饮片和中成药重复用药评价标准的构建［J］.中国药房，2020，31（19）：2406-2409.

［10］曹俊岭，甄汉深.中成药与西药的相互作用［M］.北京：人民卫生出版社，2016.

［11］梅全喜，彭代银.中药临床药学导论［M］.北京：人民卫生出版社，2016.

［12］李雄.临床药物治疗学［M］.北京：中国医药科技出版社，2019.

第六章 特殊人群中药处方审核要点

第一节 特殊人群概述

临床工作中，我们通常将老年人、妊娠妇女、儿童，以及肝肾功能不全、心脑血管疾病、消化性溃疡等基础疾病者称为特殊人群。特殊人群在生理、生化等方面与一般人群不同，药物进入体内后，受机体方面的影响很大，因而表现出与一般人群不同的药物代谢动力学特征和药效作用。

妊娠和哺乳期是女性的特殊时期，女性妊娠期间，母体与胎儿是同一环境中的两个紧密联系的独立个体，其生理反应和对药物的敏感性有很大差异。孕期用药不当，会对胎儿的生长和发育造成影响，甚至引起流产、早产或先天畸形。哺乳期间用药，某些药物会分泌于乳汁中，乳儿成为间接用药者，可能影响其生长发育，因此用药时必须考虑可能进入乳汁中的药物对乳儿的影响。儿童在体格和器官功能等方面都处于不断发育的时期，其新陈代谢旺盛、循环时间短、一般对药物排泄较快，但肝、肾功能、中枢神经系统及某些酶系统尚未发育成熟，用药不当可能会导致不良反应或中毒。老年人机体各系统退行性变，合并多种基础疾病，用药品种相对较多，由此导致的药源性疾病发生率较高。肝脏和肾脏是药物的代谢和排泄的主要器官，肝肾功能不全时也会影响药物的安全性和有效性。

因此，这些特殊人群的用药问题应引起高度重视，需要有针对性地选择药物，或者调整用药剂量，并进行药学监护，确保其用药安全、合理、有效和经济。

第二节 老年人中药处方审核要点

一、概述

按照世界卫生组织的定义，年龄超过65岁者即是老年人，而老年人又可以进一步划分为四个阶段：青老年人（65～74岁）、中老年人（75～84岁）、高龄老年人（85～99岁）、高寿老年人（100岁以上）。我国《老年人权益保障法》第2条规定老年人的年龄起点标准是60周岁，即凡年满60周岁的中华人民共和国公民都属于老年人。

《黄帝内经》有云："五十岁，肝气始衰，肝叶始薄，胆汁始减，目始不明。六十岁，心气始衰，若忧悲，血气懈惰，故好卧。七十岁，脾气虚，皮肤枯。八十岁肺气虚，魄离，故言善误。九十岁，肾气焦，四脏经脉空虚。百岁，五脏皆虚，神气皆去，形骸独居而终矣"。人进入老年期后各脏器的组织结构和生理功能都有不同程度的退行性改变，影响了药物在体内的吸收、分布、代谢和排泄过程。主要表现为细胞数减少、细胞内水分减少、组织局部血液灌流量减少、总蛋白减少等"四少"现象。肝肾功能、免疫功能均较成年人减低 1/3～1/2，用药后血液内药物浓度较一般成年人高、药物半衰期较一般人明显延长。其生理的特殊性导致老年人疾病往往具有起病隐袭、症状多变、病情难控、恶化迅速、多种疾病集于一身、意识障碍、诊断困难、此起彼伏、并发症多等特点。中药在老年人群中接受程度很高，应用普遍，合理应用直接关系老年人身体健康，值得关注和重视。

二、老年人中药用药及审核要点

（一）老年人合理使用中药的原则及慎用的中药

老年人使用中药除了辨证施治的基本原则外，还要考虑到体质方面的特殊性，在选药配伍及用量用法等方面需要综合分析适当处理。病轻者用药宜轻，病重者用药宜重。病重药轻，药不胜病，将会延误病情。病轻药重，容易伤人正气。病情单纯者，用药宜单一，病情复杂者，用药味数不妨稍多，但不能过于庞杂，力求辨证准确，选药精当。用药也不宜过偏，偏寒、偏热、偏补、偏泻都不符合审证求因、辨证论治的要求。

1.辨证论治，严格掌握适应证　老年人体弱常易患感冒，其主要因外感风邪所致，由于四时气候不同，风邪往往挟有不同时气共同侵袭人体，临床以风寒和风温为常见证型。前者采用辛温发散，可用葱豉汤、香苏饮；后者可用桑菊饮、银翘散。

2.用药适度，中病即止　老年人多正气不足、脏腑虚弱，在治疗时除了需要准确辨证外，在采用具体治法方药时也要处处考虑到老年人的特点，中病即止。在使用解表药时，不宜使用发汗力强的解表药，不可使之出汗过多，以免损耗阳气和津液，一般应扶正解表。在使用清热药时，应注意药性多寒凉，易伤脾胃，影响运化，对老年人来说本身脾胃虚弱，胃纳不佳，肠滑易泻的患者应慎用，即使要用也应中病即止，避免克伐太过，损伤正气。在使用泻下药时，应使用润肠通便的药物，适当配以补气药以免损伤正气。

3.选择合适用药剂量 用药要因人而异，一般应从最小剂量开始。尤其对体质较弱，病情较重的老年患者切不可随意加药。如甘草1~3g能调和药性，5~15g能益气养心，大量服用或长期服用，患者可出现水肿、低血钾、血压升高等；苏木量小和血，量大破血；川芎耗气、红花破血，这些中药应根据辨证选择用量。

4.合理使用补益药 老年人由于脏腑功能虚弱，切不可峻补太过，以免壅塞气机。辨证论治，按需行补，不需不补。因此，老年人在使用补益药时，开始时剂量宜轻，逐渐增加，否则药力过猛，病者虚不受补，反至萎顿。久服熟地、阿胶、玄参等，易滋腻碍胃，宜加少量砂仁、木香。久服益气升阳药人参、黄芪等，易致中焦气盛，以致满闷不适，宜加少量莱菔子、陈皮等。

5.老年人慎用的中药 老年人用药，药物宜平和，对于大毒药物如川乌、草乌、巴豆、马钱子、砒霜、雷公藤、斑蝥等应慎用，以免克伐脏腑，造成中毒，使正气难复，应尽量选择毒副作用较小的药物。另外有些常用的中药或成方制剂，含有有毒的物质，老年人也不宜久服和多服。六神丸、牛黄解毒丸（片）处方中有雄黄，雄黄中含有硫化砷；牛黄清心丸、磁朱丸处方中有朱砂，朱砂中含有硫化汞；舟车丸处方中有轻粉，轻粉主含氯化亚汞；疏风定痛丸和跌打丸处方中有马钱子，马钱子中含有士的宁；三物备急丸、三物白散、九龙丹处方中有巴豆，巴豆中含有巴豆毒素等。

6.中西药联用需谨慎 老年人基础疾病较多，治疗时可能既用西药又用中药，中西药联合用药时应谨慎用药。

如老年患者常用的麝香保心丸与地高辛等强心类药物联合用药，会造成相同或相似功效的累加，诱发强心苷中毒，出现频发性早搏等心律失常等不良反应；有胃病的老年患者将银杏叶及其提取物制剂和法莫替丁片同时服用，可产生络合效应，形成螯合物，影响疗效。因此，在服用抗酸类西药时应避免与含黄酮类的中药如复方丹参片、复方丹参滴丸、银杏叶片等同时应用；

糖尿病同时合并心脑血管疾病的老年患者服用培元通脑胶囊、益心通脉颗粒、活血通脉片等含有甘草、人参、鹿茸等成分的中成药会使降糖药的疗效降低。因甘草、人参、鹿茸具有糖皮质激素样作用，可以促进糖原异生，升高血糖，与降糖药二甲双胍、消渴丸、阿卡波糖和胰岛素产生拮抗作用，导致降糖效果降低。此外，甘草、鹿茸还应避免与阿司匹林合用，防止加重对胃黏膜的损伤。

另外四环素类药不可与海螵蛸、牡蛎、鹿角霜、龙骨、龟板、珍珠母、鳖甲、山楂、神曲、麦芽等含钙的或含酶的中药合用，否则会降低疗效，失去杀菌消炎的作用；溴化钾、三溴片等镇静催眠药不宜与含朱砂的中成药合用，其易与朱砂中的汞结合形成一种毒性非常大的物质溴化汞，可引起恶心、呕吐、腹痛、腹泻等反应；强心药禁止与含蟾酥的中成药合用，因蟾酥具有较强的强心作用，一旦联合使用，可导致心律失常及洋地黄中毒。

（二）老年人中药处方审核要点

1.审核用药的适宜性 中医药治病的最重要的特点是"辨证施治"。不同的病证，选用适宜的药物治疗，做到有的放矢，方能达到预期效果，如理中丸、半夏泻心汤、痛泻要方、葛根芩连汤、参苓白术散、四神丸、藿香正气散和保和丸均能治腹泻，但它们的辨证区别在于理中丸治中焦虚寒之腹泻；半夏泻心汤治胃寒肠热的腹泻；痛泻要方治肝郁脾虚腹泻；葛根芩连汤治肠热腹泻；参苓白术散治脾胃气虚挟湿之腹泻；四神丸治脾肾虚寒的五更泄泻；藿香正气散治外感风寒，内伤湿滞所致腹泻；保和丸治食滞腹泻。

2.审核用量的适宜性 老年人肝肾功能多有不同程度的减退，应根据中药的性味和质地及临床治疗的需要酌情加减。如何首乌、熟地黄、玄参等汁厚滋腻、易滞胃膈；甘草、大枣、炙黄芪等甘味过重易致气壅中满；黄芩、黄连、黄柏等性味苦寒易伤脾阳；以上药物用量均不宜过大。附子、半夏、雷公藤、昆明山海棠等毒性中药用药剂量宜偏小。

3.审核配伍组方的适宜性 《神农本草经》指出："勿用相恶、相反者"，相恶配伍可使药物某些方面的功效减弱，相反的药物配伍可能危害患者健康，老年人对药物代谢能力衰退，机体耐受性较差，易发生药物蓄积，引起毒性反应，原则上应避免包含配伍禁忌的药对，如十八反、十九畏等。

第三节　婴幼儿和儿童中药处方审核要点

一、概述

婴幼儿期包括婴儿期（自出生到1周岁之前）和幼儿期（自1周岁至3周岁）。儿童期包括学龄前期（幼童）（自3周岁至6~7周岁）和学龄期（儿童）（自6~7周岁至青春期前）。

儿科疾病的治疗用药虽与成人有着较多相似之处，但绝不是成人的缩影，有些疾病的治疗甚至较成人困难。因小儿脏腑娇嫩，气血尚不足，对药物反应敏感，不耐攻伐，用药不当，易耗伤正气，故在治疗过程中，对药物选择要精当，剂量轻重要适度，才能起到应有的效果，断不可多服、乱服，应中病即止，并且不宜长期服用某一方剂，以防蓄积中毒。儿童安全、合理用药从古至今的历代医家都极其关注，现代临床使用仍存在诸多问题。有文献报道，儿童中药饮片处方点评存在单张处方用药味数偏多、部分毒性中药饮片用量偏大、处方剂数偏多等问题。因此，儿童合理使用中药的问题，必须引起广泛的关注和高度的重视。

二、婴幼儿和儿童中药用药及审核要点

（一）婴幼儿和儿童中药用药原则及慎用的中药

小儿之难治，主要在于小儿生理、病理特点与成人有着明显差别。婴幼儿在使用中药的时候，只有在选药适宜、剂量恰当、毒副作用小的情况下才能最大程度发挥应有的作用，归纳起来，主要有以下几个方面。

1.辨证论治　小儿感冒初起只有发热咳嗽之表证，若治疗不当，邪气内侵，可变为肺炎喘嗽。因此，当病邪在表，有外解之机时，应因势利导，引邪外达。《温病条辨·解儿难》中指出："其用药也，稍呆则滞，稍重则伤，稍不对证，则莫知其乡，捉风捕影，转救转剧，转去转远。"

2.宜选轻清之品　轻是指药的气轻，清为药味清，因小儿机体柔弱，如草木之方萌，机体各器官的形态发育及生理功能尚未成熟完善，不及邪扰，故用药宜尽量选用无毒或药食两用的中药，如莱菔子、陈皮、砂仁、乌梅等。对大苦、大辛、大寒、大热、攻伐之品，应慎重施用，不可轻试。明代医家

万全在《幼科发挥·调理脾胃》中所说："小儿用药贵用和平，偏寒、偏热之剂，不可多服。"必须应用时，则应从小剂量开始，用之得当，有抢救危险之效，用之不当则危害无穷。

3.慎用毒性中药 毒性中药在临床应用历史悠久，有不少还被广泛用于治疗儿科疾病，如苦杏仁、苍耳子、全蝎、川楝子、吴茱萸等，使用不当易引起药源性疾病。儿童脏腑发育不完全对药物吸收、分布、代谢和排泄与成人相比有明显差异，更易发生药物不良反应，因此儿科使用毒性中药应慎之又慎，如《本草纲目》中的有毒中药在应用于小儿疾病时，特别标出小儿的用法、用量，如小儿脐风（初生儿断脐后伤风湿，唇青、口撮、出白沫，不吸乳），用全蝎二十一个，酒炙为末，加麝香少许，每服二、三分，用金银煎汤调下；又如慢脾惊风（小儿久病或吐泻后生惊，转成慢脾），用全蝎、白术、麻黄（去节），等分末。二岁以下小儿，每服二、三分；三岁以上小儿，每服半钱，薄荷汤送下。《中华人民共和国药典》2020年版共收录毒性中药83种，其中大毒品种10个，有毒品种42个，小毒品种31个。

4.慎用苦寒、矿物类中药 小儿处于生长发育阶段，靠后天脾胃化生精微之气以充养，疾病的恢复赖于脾胃健运生化；先天不足的小儿更要靠后天调补。而苦寒药易损伤小儿脾胃，《景岳全书·小儿则》曰："小儿以胃气为主，苦寒攻下，峻猛有毒之品，非不得已皆不可轻易投也。"因此，治病时应处处顾及脾胃之气，慎用性味苦寒的中药。儿科慎用的性味苦寒的中药有黄连、黄芩、黄柏、苦参、龙胆、大黄等。

5.不宜滥用补益之品 中医学认为"虚则补之"，补益之剂对体质虚弱的小儿有增强机体功能、助长生长发育的作用。但由于药物多有偏性，有偏性即有偏胜，故虽补剂也不可乱用。正如朱丹溪所说："虽参芪之辈，为性亦偏。"小儿生机蓬勃，只要喂养得当，护养适宜，自能正常生长发育。健康小儿不宜进补，长期补益可能导致性早熟。再如小儿外感，若服补益之剂，则是闭门留寇，邪留不去，危害不浅。儿科慎用的补益类中药有人参、黄芪、鹿茸、阿胶、高丽参、枸杞子、当归、熟地黄等。

（二）婴幼儿和儿童中药处方审核要点

1.规范性审核 儿科处方应选用淡绿色儿科专用处方，前记要尽可能详细、清晰、完整，其中必须要记录患儿的年龄，新生儿、婴幼儿需写明日、月龄，必要时要注明体重。从出生到1个月用日龄表示；大于1个月、小于12个月用月龄表示；大于1岁、小于3岁用年龄加月龄表示。

2.适宜性审核

（1）中药用药禁忌　婴幼儿和儿童应严格注意用药禁忌，对说明书中明确为禁忌服用的药物，坚决不能用药。

（2）用药不适宜处方　①药物剂量不适当：若超量未注明原因或未再次签字。新生儿用成人量的1/6，乳婴儿用成人量的1/3，幼儿用成人量的1/2，学龄儿童用成人量的2/3或接近成人用量。

②重复用药，联合用药不适当：尤其是药性峻烈的或含毒性成分的药品应避免重复使用或联用，否则会增加药物对小儿的毒副作用。

③用药方法（包括给药时间、次数、温度和疗程）不适当：一般情况下，婴儿和幼儿的中药，每剂煎1次；而幼童和儿童的中药，每剂可煎2次，混合2次煎液后再分2~3次服完。煎出的药量，可根据儿童年龄大小来决定：婴儿为60~100ml，幼儿及幼童为150~200ml，而学龄期儿童则应煎到250ml左右。中药一般宜温服，解表药宜趁热服，清热解毒药宜凉服，通便药、驱虫药宜空腹服用，镇静安神药宜睡前服用。

第四节　育龄期、妊娠期及哺乳期妇女中药处方审核要点

一、概述

育龄期、妊娠期用药需同时兼顾母体和胎儿，是处方审核的重点和难点。胎儿通过胎盘和母体相连，母体血液中营养物质通过胎盘输送给胎儿生长发育。胎儿产生的代谢物通过脐带的血管进入母体血液循环排出体外。多数药物可通过胎盘进入胎儿体内，也能从胎儿体内再转运回母体。胎盘对母血中的药物有一定屏障和解毒作用，可不对胎儿造成影响。但当进入胎儿体内的药物浓度大，持续时间长，则会对胎儿产生伤害。因此针对育龄期、妊娠期妇女的处方审核，应重点关注包括妊娠用药禁忌、是否符合育龄期、妊娠期妇女用药原则、药物剂量及用法、用药合理性等内容。

哺乳期用药处方审核应重视哺乳期的生理状态对药物的影响，同时也应

考虑新生儿、婴幼儿摄入乳汁药物毒副反应。药物可通过血浆-乳汁屏障进入乳汁，连续通过乳汁摄取药物，可能会对乳儿产生影响和危害。新生儿肝脏代谢、肾脏排泄功能均未完善，缺少与代谢相关的酶，对药物的敏感性较高，易产生毒性作用。因此，针对哺乳期患者的处方审核，需着重考虑母乳喂养情况、哺乳期用药禁忌、是否符合哺乳期妇女用药原则、用药合理性等内容。

二、育龄期中药用药及审核要点

育龄期妇女即处于生育时期的妇女，是有成熟卵泡排出，到最后一个卵泡排出，这段时间被称为育龄期。女性在13~50岁之间都可以称为育龄期。但是，育龄期不一定是最佳生育时期，在育龄期里还有一个最佳生育时期，最佳生育时期不光是卵子成熟和排出，还有整个身体的状态，包括生育系统、子宫状态最好的时候才是最佳生育时期。最佳生育时期是在22~35岁之间，超过35岁可以称为高龄孕妇，通常超过35岁以后卵子质量会随着年龄的增长而下降；小于22岁的时候卵子可能发育并不成熟，身体其他器官也不一定发育的很完善。同时，育龄期女性的月经与怀孕有非常密切的关系，只有正常来月经的女性，才有怀孕的可能。月经规律正常是能正常怀孕的必要条件，如果月经不正常，则说明排卵或子宫内膜厚度不正常，不管是排卵还是子宫内膜，如果不正常，则会影响正常怀孕。规律的月经，是生育能力的晴雨表，大寒大热、活血破气、滑利下行、补益类等品均对女性月经有不同程度的影响。

另外，男性育龄期间其精液质量也是决定男性生育能力的重要因素。研究发现，国内外男性生育能力有进一步下降的趋势，除先天因素及病理因素外，环境因素、生活习惯、饮食习惯、生殖毒物、心理压力等层面对男性生殖能力的影响逐渐得到重视。性成熟男性不育率逐渐上升，精液质量下降是主要原因。高龄、体重指数增加、吸烟量大、饮酒量高、射精频率频繁是影响精液质量的危险因素。吸烟、酒精可引起亚健康和多种慢性疾病，严重危害人体生殖系统健康；酒精对造精、存精具有慢性毒伤作用，对精子的生成和成熟有负面影响，使精液质量下降。在影响精液质量的因素中，烟、酒、运动等是最容易改变的因素，同时考虑其对其他方面健康的影响，对婚前男性应大力倡导禁烟，计划妊娠前至少禁烟酒半年以上，同时加强体育锻炼，养成良好的健康习惯。

随着中药应用的日益广泛，中药引起的生殖毒性逐渐引起人们的关注。雷公藤、附子、半夏等多种中药目前被报道可引起人和动物的生殖毒性。中药致生殖毒性涉及的风险成分分为苷类、生物碱类、酚类、萜类、蒽醌类、内酯类、植物毒素蛋白类、动物毒素类等。然而，目前尚缺乏对中药生殖毒性的物质基础、作用机制和生物学标志物的总结。

中药发育毒性研究是中药安全性研究的重要组成部分。与传统中医理论中妊娠禁忌不同，现代所说的中药发育生殖毒性不仅包括药物致流产、胎儿死亡，还包括药物对受胎能力、生殖系统、胚胎发育及胎仔出生后发育的潜在不良影响，以及药物诱导畸胎产生的可能性。经过几十年的发展，随着胚胎毒性的定义不断变化和药物毒性的中药毒性研究的规范化，中药的胚胎毒性已不仅仅是指妊娠禁忌药，同时还引申到生殖发育毒性和遗传毒性。遗传毒性通过影响生物的遗传信息造成的三大影响就是致癌作用、致突变作用及致畸作用。其中致突变作用指DNA异常导致蛋白质合成异常，致癌作用指导致细胞增殖失控，致畸作用指导致母体孕期内胚胎畸形。

受历史和科技条件的限制，多数中药在应用于人体之前并未按要求进行严格的生殖毒性评价。国家食品药品监督管理局药品审评中心于2008～2016年受理审评的792个中药新药品种，仅5.3%提供了生殖毒性研究资料。即使是《中华人民共和国药典》(2020版)收录的83味毒性中药，亦仅对20种进行了生殖毒性评价。这20种生殖毒性的中药分别是：川乌、草乌、马钱子、斑蝥、仙茅、苍耳子、半夏、朱砂、轻粉、芫花、甘遂、土荆皮、苦楝皮、雄黄、川楝子、水蛭、飞扬草、艾叶、鸦胆子和重楼。

目前来讲，中药复方新药仅涉及到对生殖系统有影响的才要求进行生殖毒性研究。通过对毒性中药材生殖毒性研究文献的总结和分析，发现已有的毒性中药材的生殖毒性研究还存在较多问题。主要是缺乏系统性，多数生殖毒性研究不完整，仅通过体内和(或)体外试验进行了某一部分的生殖毒性研究，未进行系统研究，对生育力毒性的研究报道也较少。其次，是使用未进行系统验证的生殖毒性替代方法进行相关研究，研究结果的可重复性可能会受到一定的影响。目前的中成药说明书中育龄期的禁忌仅有禁用雷公藤中成药制剂，其他禁用、慎用、忌用等药物可参照妊娠期、哺乳期的用药禁忌。

加大对育龄期禁忌中药的体内发育毒性的研究，需要同时关注育龄期禁忌中药的中药发育毒性研究；亟须完善我国中药药品说明书中育龄期用药信息，依据循证数据建立更为实用的育龄期中药安全性的分级制度；加强对育龄禁忌中药的认识，减少意外暴露。

三、妊娠期中药用药及审核要点

（一）妊娠用药禁忌

以中医药理论为指导，中药从毒性、归经、功效等不同角度分为很多类，包括解表药、清热药、泻下药等。其中，妊娠禁忌药被分为禁用药和慎用药。但随着临床研究和基础实践的不断深入，《中华人民共和国药典》2020年版收录的中药品种，将妊娠禁忌药明确分为了禁用、忌用和慎用三类。

1.妊娠禁忌歌诀

芫斑水蛭及虻虫，乌头附子配天雄。

野葛水银并巴豆，牛膝薏苡与蜈蚣。

三棱芫花代赭麝，大戟蝉蜕黄雌雄。

牙硝芒硝牡丹桂，槐花牵牛皂角同。

半夏南星与通草，瞿麦干姜桃仁通。

硇砂干漆蟹爪甲，地胆茅根都失中。

《妊娠禁忌歌》总结的禁忌中药可分为大三类

（1）绝对禁用的剧毒药 芫青（青娘虫）、斑蝥、天雄、乌头、附子、野葛、水银、巴豆、芫花、大戟、硇砂、地胆、红砒、白砒；

（2）禁用的有毒药 水蛭、虻虫、蜈蚣、雄黄、雌黄、牵牛子、干漆、鳖爪甲、麝香；

（3）慎用药 茅根、木通、瞿麦、通草、薏苡仁、代赭石、芒硝、牙硝、朴硝、桃仁、牡丹皮、三棱、牛膝、干姜、肉桂、生半夏、皂角、生南星、槐花、蝉蜕等。

2.妊娠禁用中药指用药可能会在一定程度上对母体及胎儿造成危害，且可能难以对孕妇病情有明显的改善，包括一些剧毒药物或者药性峻猛，兴奋子宫作用较强的药物。

（1）剧毒药物 孕妇服用剧毒药物后会通过胎盘屏障进入胎儿血液循环，从而对胎儿的生长发育造成严重危害，必须禁用，如砒霜、水银、斑蝥、生半夏、生附子、生川乌、生草乌、生马钱子、生巴豆、生南星等。同时，即使是外用孕妇也应慎用剧毒中药，必须充分考虑用药时间长短、用药面积大小、创面情况等因素，避免药物吸收进入母体后对胎儿造成危害。

（2）抑杀肿瘤细胞的药物 胚胎细胞和肿瘤细胞一样，都能够快速繁殖。一些对肿瘤细胞有抑杀作用的药物，同样也会抑杀胚胎细胞，这类药物有较强的致畸作用，因此应禁用于妊娠期的妇女，如龙葵、仙鹤草、山豆根、鸦胆子、冬凌草等。

（3）兴奋子宫的药物 芫花、麝香、益母草、三棱、莪术、红花、牛膝、透骨草等具有较强兴奋子宫作用较强的药物应禁用。

（4）药酒 药酒包括酒剂、酊剂、流浸膏等形式，如人参天麻酒、人参药酒、杜仲药酒等。孕妇每日摄入乙醇30～60ml可引起胎儿慢性乙醇中毒，一次摄入过多会导致胎儿乙醇中毒综合征（出现智力低下、宫内发育迟缓、眼、心脏、关节等异常），因此孕妇应禁用药酒。

3.妊娠忌用中药指用药可能在一定程度上会对胎儿造成危害，但孕妇病情紧急，而用药可能明显改善孕妇病情，且无其他安全有效药物时可供选择。大皂角、天山雪莲，这些药物的不良反应相对明确，用药后产生不良后果的可能性偏大，应尽量避免使用。若确实需要使用则应遵循"利大于弊"的原则进行临床评估。

4.妊娠慎用中药指用药可能会在一定程度上会对胎儿造成危害，但用药可能会明显改善孕妇病情。包括一些有毒或有小毒的药物，以及具有通经祛瘀、辛热燥烈、行气破滞、滑利通窍等作用的药物，这些如果使用不当，可能伤气血、损脾胃，甚至引动胎气。

（1）毒性药物 一些剧毒中药经炮制加工后毒性已大幅降低，如熟附子、制白附、制川乌、制草乌、胆南星、法半夏等，在必要情况下可以谨慎使用。同时黄药子、青风藤、苍耳子、急性子、龙葵等药物也具有一定的毒性，也应慎用。

（2）兴奋子宫的药物 有些中药对子宫平滑肌具有一定的兴奋作用，如桃仁、枳实、枳壳、川芎、蒲黄、地骨皮、吴茱萸等，该类中药易造成流产，因此孕妇应慎用。

（3）有抗早孕作用的药物 马鞭草具有抗早孕作用，民间用作避孕药，应慎用。另外，天花粉具有引产及终止妊娠作用。

（4）活血化瘀药、破气行滞药、攻下药、辛热及滑利药　此类药物或含有这些中药的中成药和方剂应在医师或药师指导下谨慎使用，如三七、大黄、川牛膝、王不留行、西红花、肉桂、华山参、红花、芦荟、牡丹皮、郁李仁、桂枝、益母草、薏苡仁、瞿麦等。

（二）妊娠期妇女中药用药原则

1.患有慢性疾病者，应在孕前进行治疗；孕期患病应及时明确诊断，并给予合理的治疗。

2.必须用药时，尽量选择对胎儿无损害或影响较小的药物。

3.根据孕周大小即胎龄进行用药，妊娠早期（12周内）尽量不用药。

4.严格掌握用药剂量及疗程。尽量降低药物可能的损害程度，从调节用药剂量着手，用最小剂量发挥最大治疗效果。

5.尽量避免联合用药。

6.孕妇误服致畸或可能致畸的药物后，应根据妊娠时间、用药量等综合因素考虑是否终止妊娠。

四、哺乳期中药用药及审核要点

（一）哺乳期用药禁忌

1.对于一些药性寒凉、大热以及药效强烈的有毒药物，哺乳期妇女应禁用，如砒霜、水银、生马钱子等。这些药物可通过乳汁传递给乳儿，引起中毒、腹痛、腹泻等症状，还会影响婴儿的成长发育。

2.一些中药具有一定的回乳功效，如炒麦芽、花椒、芒硝等，服用后会影响乳汁分泌，因此哺乳期妇女应谨慎使用。

（二）哺乳期妇女中药用药原则

1.尽量避免不必要的用药。调理补益身体的中药非必要应避免使用。

2.所用药物弊大于利时，应停药或选用其他药物和治疗措施。

3.必须用药时需谨慎应用，疗程不宜过长，剂量不宜过大。

4.能用结论较肯定的药物就不用新药。

5.评估婴儿用药风险，对于早产儿和新生儿应更加慎重。

6.根据所使用药物的特性，用药后应暂停哺乳喂养数小时或数天。

7.在母乳喂养后给药或婴儿长时间睡眠前给药，尽可能减少对婴儿的影响。

第五节　心肺功能异常者中药处方审核要点

一、概述

心脏是人体最重要的器官，中医认为："心主血脉，君主之官。"血液每天都会通过心脏循环流入身体的各个部分。

肺位于胸腔，覆盖在心脏的上面。肺是体内外气体交换的场所，人体通过肺从自然界吸入清新的空气，呼出体内的浊气，使体内外的气体不断进行交换，从而保证人体新陈代谢的正常进行。肺吸入的清新空气在肺里面结合贯穿于心脉之中，使心血得以运行。所以，血液的正常循行，有赖于肺气的正常分布和调节。心、肺两个脏器通常会并发出现问题，老年人尤其明显。如：慢性支气管炎合并心功能不全、冠心病等。常见症状有：胸闷、胸痛，心慌、心悸、头晕、咳嗽、咳痰等。

关于中药的使用注意多集中于肝肾功能不全方面，缺乏对于心肺功能异常的重视和研究。实际用药过程中，存在不少对心肺功能有影响甚至损伤。因此，药师在日常工作中应该加强这方面的处方审核，避免使用对心肺有毒性或刺激性的药物，保证患者的用药安全。

二、心肺功能异常者中药用药及审核要点

（一）心肺功能异常者慎用中药

1.含乌头碱类　附子、川乌、草乌、雪上一枝蒿等毒副作用多为生物碱成分，主要为二萜类生物碱。常见的不良反应有呼吸困难、心悸、心律不齐等。附子、川乌、草乌等乌头类中药的毒性表现为毒-量和毒-时正相关性，早期以心率加速等亢奋性表现为主，随着时间延长、剂量增加呈现心率减慢，甚至死亡。临床上可以通过炮制、限量、煎煮和配伍等方式达到减毒的效果。

2.含强心苷类　这类药物可产生类似洋地黄中毒的表现，如蟾酥、罗布麻叶、香加皮、葶苈子等。蟾酥的心脏毒性作用明显，主要临床表现为室上性早搏、室上性心动过速、室性早搏、室性心动过速、室颤和室性心动过缓等。临床应用需根据病证特点，严格规范蟾酥用量，避免导致心脏毒性。

3.含氰苷类　这类药物通过水解产生氢氰酸，然而大量的氢氰酸会导

致呼吸麻痹甚至死亡。因此，这类中药应严格控制用量，并且宜后下，避免长时间煎煮，产生过量的氢氰酸。常见的中药有苦杏仁、桃仁、郁李仁、白果等。

4.雷公藤 雷公藤的内脏毒性表现为胸闷、心悸、心动过缓、心律失常等症状，严重者损伤心脏功能和结构，甚者危及生命。雷公藤心脏毒性与剂量正相关，给药量越大，心肌损伤越显著。蒸制炮制法在降低雷公藤毒性方面作用明显。

5.马钱子 马钱子碱具有明确的心脏毒性，可抑制心肌搏动并影响线粒体膜电位，一定浓度内的马钱子碱可阻断心肌 Na^+–K^+–Ca^{2+} 通道等导致心肌损伤，且心脏损伤不可逆。马钱子治疗量与中毒量仅毫厘之差，常用剂量为 $0.3 \sim 0.6g$，一般不超过 $0.9g$。

6.麻黄 麻黄碱能兴奋心脏，收缩血管，升高血压，引起心慌、心律失常等。

7.其他中药 肉桂、两面针等可引起咳嗽；百部、苍耳子、山豆根等可引起呼吸衰竭。

（二）心肺功能异常者中药用药原则

1.充分分析患者病情，准确辨证，对症下药。心肺功能异常者大多出现虚证，或虚实夹杂，应避免使用药性峻猛攻伐之品。

2.选择适宜的中药炮制品，发挥减毒增效的作用。如蜜麻黄、炒苍耳子等。

（三）心肺功能异常者中药处方审核要点

尽量避免选择对心肺毒副作用较大的药物，如需要使用，应严格控制用法用量，并及时停药，减少脏器受损的风险。如麻黄、苦杏仁、淡附片等。

第六节 肾功能不全者中药处方审核要点

一、概述

肾脏作为人体排泄器官，其解剖学及生理功能决定了其容易受到药物损害。肾脏的功能主要有：①生成尿液、排泄代谢产物。机体在新陈代谢过程中产生多种废物，绝大部分废物通过肾小球血滤过、肾小管的分泌，随尿液排出体外。②维持体液平衡及体内酸碱平衡。肾脏通过肾小球的滤过，肾小管的重吸收及分泌功能，排出体内多余的水分，调节酸碱平衡，维持内环境的稳定。③内分泌功能，肾脏通过分泌肾素，参与动脉血压的调节，通过合成促红细胞生成素等，调节骨髓红细胞的生成，改善贫血，肾脏还能生成前列腺素或激肽类激素，参与局部或全身血管活动的调节。肾脏还有灭活甲状旁腺激素和胃泌素等功能。

肾脏的血流量丰富，大多数药物及其代谢产物会流经肾脏，同时肾脏自身的代谢酶活性高，药物在此可转化生成有毒代谢产物加重肾脏负担。因此，肾功能不全患者的药物代谢和排泄能力会受到影响。对于同一药物、相同剂量，肾功能正常患者使用可能是安全的，但对肾功能不全患者使用可能会引起蓄积而加重肾脏损害。由于药物的有限性（品种、疗效有限）和疾病的无限性（疾病种类、严重程度无限），肾功能不全者进行治疗时，不能简单地以是否治愈疾病作为判断用药是否合理为标准，还应考虑所用药物对肾脏有无损害，特别是在药物品种和剂量选择上更应慎重。

在对肾功能不全患者的处方进行审核时，药师应重点关注处方中是否含有肾功能不全患者慎用的中药以及用药原则、药物剂量及用法、用药合理性等内容。

二、肾功能不全者中药用药及审核要点

（一）肾功能不全者慎用中药

1.植物类　含生物碱类的中药如雷公藤、草乌、益母草、麻黄、北豆根等及含有此类中药的制剂，对肾脏有一定的损伤，剂量过大会引起血尿、蛋白尿或腰痛等症，用药数周后就会产生急性肾衰，有肾功能不全者要慎用。

含有马兜铃酸的药物如马兜铃、天仙藤、寻骨风等，此类药物中毒就会造成肾小管的坏死，患者就会产生面部的浮肿或全身水肿，导致尿频和尿急，甚至还会有急慢性的肾衰，含有蛋白类的巴豆、含有挥发油的土荆芥、含有皂苷的土牛膝、含有蒽醌苷的芦荟以及其他苷类如苍耳子等都会造成急性肾衰，肾功能不全的患者尽量避免使用。

2.动物类

（1）斑蝥　斑蝥的主要成分为斑蝥酸酐，具有极强的肾毒性，超量内服

或外用或炮制不规范都会引起中毒，毒性强，发病迅速，若不能及时治疗可致肾功能无法完全恢复甚至死亡。

（2）海马　海马性温、入肾经，有温肾壮阳、活血散瘀的作用，可用于治疗阳痿、遗尿、肾虚作喘，但应根据患者情况辨证论治，使用不当会引起皮肤紫斑、蛋白尿及肾功能减退等不良反应。

（3）其他　蜈蚣、蜂毒等也具有一定的肾毒性，使用时应严格控制剂量。对于此类药物中毒，如发现早治疗及时，绝大多数患者可以完全恢复。

3.矿物类

（1）含砷类　砒石、砒霜、雄黄等均含有砷元素，此类药物若用法用量不适宜可被氧化成3价砷离子，3价砷离子对机体的毒性是多方面的，首先危害神经细胞，进而导致中枢神经中毒，产生一系列中毒症状，临床表现有剧烈恶心、呕吐、腹痛、腹泻等消化系统症状和转氨酶升高、黄疸、血尿、蛋白尿等肝肾功能损害。

（2）含汞类　朱砂、升汞、牛黄清心丸、朱砂安神丸等均含有汞元素，此类药物服用后易被水解为2价汞离子，2价汞离子被机体吸收后会迅速弥漫到各个器官和组织，并可通过血−脑屏障进入脑组织，过量服用可产生各种中毒症状。泌尿系统表现为少尿、蛋白尿，严重者可致急性肾功能衰竭。

（二）肾功能不全者用药原则

1.明确疾病诊断和治疗目标　在治疗时，首先要对疾病的生理病理过程及现状进行准确的分析，选择合适的药物，既要针对适应证，又要排除禁忌证，其次要明确治疗目标，是治标还是治本或是标本兼治。治疗一段时间后，要观察是否达到了治疗目标，以确定用药是否合理，是否需要调整药物，避免盲目用药。

2.注意药物之间的相互作用，避免对肾脏造成进一步的损害　同时使用多种药物时，要注意药物之间的相互作用，谨防药物之间的代谢产物造成进一步的肾损害。

3.坚持少而精的用药原则　肾功能不全患者，往往出现多种并发症或合并有其他疾病，可出现各种各样的临床症状和表现，治疗时应当祛邪扶正并举，这在肾衰治疗中尤为重要。治疗时应对患者的疾病状态进行全面的分析，选用少量确切有效的药物进行治疗。

4.定期检查，及时调整治疗方案　对肾功能不全患者，在治疗过程中要严密观察病情发展、肾功能变化及药物不良反应的出现，及时调整剂量或更换治疗药物。一般情况下，如按肾功能损害程度递减药物剂量或延长给药间隔时间，可避免一般肾毒性药物对肾脏的进一步损害。

（三）肾功能不全者处方审核要点

忌用有肾毒性的药物：肾脏是药物排泄的主要途径，肾功能不全者用药更应谨慎，对可能导致肾损害的药物应该尽量避免使用，若疾病必须使用时，应尽量选择对肾功能损害最小的药物代替，可短期或交替使用，不可滥用。

第七节　肝功能不全者中药处方审核要点

一、概述

肝脏是人体内进行解毒及药物转化和代谢的最重要器官之一，最容易遭受药物或毒物的侵袭而损及肝脏的结构和功能。特别是肝病患者由于肝功能减退，药物的代谢较慢，药物作用加强或作用时间延长。不恰当地用药，不仅不能取得预期的治疗效果，反而会加重病情，造成严重后果。当肝功能不全时，药物代谢必然受到影响，患者低蛋白血症导致其与药物结合减少，药物生物转化也会减慢，血浆游离药物增多而其作用增强。因此必须减少用药剂量及用药次数，特别是给予存在肝毒性的药物时更需慎重，应制定个体化给药方案。在处方审核时，药师应严格按照处方审核流程及要点进行审核，保证患者的用药安全。

二、肝功能不全者中药用药及审核要点

（一）肝功能不全者慎用中药

1.植物类

（1）生物碱类　生物碱普遍存在于各类植物中，具有很强的生理活性，对机体具有毒副作用的生物碱大多数侵害中枢神经及自主神经系统，但也有一些生物碱具有典型的肝脏毒性，如含有吡咯双烷生物碱的中草药包括菊科的千里光属（如千里光、菊三七等）、款冬属、蜂斗菜属、泽兰属，紫草科的

紫草属、天芥菜属，可引起肝细胞坏死、肝纤维化，继而发展为肝硬化。

（2）苷类　可分为强心苷类、氰苷类和皂苷类。强心苷类及氰苷类成分鲜有造成肝损伤的报道，皂苷有局部刺激作用，有的还有溶血作用。含皂苷的中药有三七、商陆、黄药子等，黄药子是目前公认的肝脏毒性中药。黄药子对肝、肾有较强毒副作用，当它或其代谢产物在肝脏细胞内达到一定浓度时就会直接干扰肝细胞代谢，且对肝脏的损伤程度与给药剂量和时间密切相关，病变肝组织在形态上表现出脂肪样变、嗜酸样变性、小灶性坏死和片状小灶性坏死或片状坏死。

（3）毒蛋白类　毒蛋白主要存在于一些中药的种子中，如苍耳子、蓖麻子、望江南子、相思豆等，其中蓖麻毒蛋白的作用机制是阻断蛋白质的合成，和相思豆毒蛋白机制相似，相思豆蛋白的毒性反应使肝细胞坏死、淋巴充血。

（4）多肽类　有一些毒性较大的活性肽，其中毒蕈植物中毒蕈伞对肝脏损害最大，其毒素为毒伞肽和毒肽，可损害肝脏细胞膜，使肝细胞蛋白合成受到抑制从而引起肝脏损害。

（5）萜与内酯类　萜类在自然界分布广泛，种类繁多，不少萜类化合物对肝脏有明显毒副作用，但肝损伤机制还不明确，包括有川楝子、黄药子、艾叶等，其中川楝子是含萜类肝脏毒性中药中最典型的一类药物，能引起急性中毒性肝炎，出现转氨酶升高、黄疸、肝肿大。

（6）鞣质类　鞣质广泛存在于各种植物中，一般分为缩合鞣质和可水解鞣质。研究表明，缩合鞣质的毒性较低，对肝脏无毒或轻度损害，而可水解鞣质的毒性较高，可产生直接肝脏毒性，长期大量应用可引起肝小叶中央坏死、脂肪肝、肝硬化。此类中药包括五倍子、石榴皮、诃子等，其中五倍子中含有大量可水解鞣质，进入机体后几乎全部被分解成倍酸与焦酸，极大量时可引起肝细胞坏死。

2.动物类

（1）蜈蚣　蜈蚣含有类似蜂毒的毒性成分，即组织胺样物质及溶血性蛋白质，可引起过敏反应及溶血作用，对肾脏及肝脏造成损伤。

（2）斑蝥　斑蝥主要含有斑蝥素、蚁酸等成分。其中斑蝥素具有一定的肝脏毒性，致肝细胞混浊肿胀，脂肪变性、坏死。

（3）猪胆　含有组胺类物质，可引起变态反应，其中的胆盐及氰化物，也可能引起肝损害。

3.矿物类

（1）含汞矿物药 以汞及其化合物为主要成分的一类矿物药，主要有朱砂、银朱、红粉、轻粉、白降丹等，其以HgS、HgO、Hg_2Cl_2等汞化物形式存在，它们的毒性与其在水中的溶解度有关。硫化汞类在水中的溶解度较小，因此毒性较小，常可内服，氧化汞类、氯化汞类溶解度较大，毒性亦较大，一般仅作外用，其中朱砂系天然的砂石，主要成分是硫化汞（HgS含量约占96%），朱砂中含有的杂质游离汞（Hg^{2+}）与蛋白质的巯基有很强的亲和力，它与血液中的血红蛋白和血浆蛋白结合并随血液循环到达人体的各组织器官，易造成蓄积中毒。

（2）含砷矿物药 包括有砒石、雄黄、代赭石等，其毒性成分主要是三氧化二砷（As_2O_3），即砒霜，其原浆毒作用可抑制含巯基酶活性，使肝脂肪变性，肝小叶中心坏死。

（3）含铅矿物药 包括铅丹、密陀僧等，铅是多亲和性毒物，作用于全身各个系统，主要损害神经、造血、消化和心血管系统，最终导致肝损伤。

（二）肝功能不全者中药用药基本原则

1.明确疾病诊断和治疗目标 首先要明确疾病的诊断，包括所患肝病的类型、合并疾病等；其次应明确治疗需达到的目标，是改善肝功能，还是抗病毒，或抗纤维化、抗脂肪肝、降转氨酶、调整蛋白代谢等，以此作为判断药物遴选是否合理的依据。

2.注意药物相互作用，避免产生新的肝损害 同时服用多种药物，要注意药物间的相互作用，警惕药物间的代谢产物形成新的肝毒性物质。作为药师应熟知并掌握能引起肝损害的一些常用药物以及主要临床表现和病理改变等知识，对刚上市的新的中药制剂应密切观察其不良反应，以预防和及早发现药源性肝损害。

3.坚持少而精的用药原则 肝功能不全者，往往出现多种并发症，临床症状呈多样化，病情错综复杂，在治疗上药物种类繁多，致使肝脏负担加重。同时在体内代谢过程中，药物相互作用增多，形成新的肝毒性物质的机会也相应增多，这样不仅达不到预期的治疗目的，反而可能使病情加重，所以必须减少药量和疗程。一般来说，慢性肝功能不全时，易被肝脏摄取的药物清除率可降低50%，服药的剂量应减少一半；不易经肝脏代谢的药物，剂量可不变或稍减少。凡用药剂量偏大，疗程过长，则产生肝损害的机会亦越多。即便使用保肝药物也要注意选择，不可乱用，以免加重肝脏损害。

（三）肝功能不全者中药用药审核要点

忌用有肝毒性的药物。肝脏是药物体内代谢的主要场所，肝功能不全者应谨慎用药，要了解哪些中药或中成药容易引起肝损害，对已知有肝毒性的中药或中成药，应尽量避免使用，如因病情需要必须使用时，应适当注意药物剂量，同时注意采取相应的保护措施。对有药物过敏史或过敏体质者，避免再度给予相同的药物。

第八节　胃肠、血液疾病人群中药处方审核要点

一、概述

对胃肠及血液疾病人群的处方进行审核时需同时遵循辨证论治及整体观念的中医理论特点。胃肠病是消化系统多种疾病的通称，包括浅表性胃炎、萎缩性胃炎、胃十二指肠溃疡、糜烂性胃炎、功能性胃肠病、溃疡性结肠炎、肠易激综合征等。胃肠疾病的发病原因多种多样，其发病人群众多，俗有"十人九胃"之说。中医认为，胃肠疾病的发生与脾胃失和息息相关。脾主运化，胃主受纳；脾主升，胃主降，脾胃居于中焦，升降协调，才能保证正常的消化机能。饮食不节、情志所伤、六淫邪气侵袭均可导致脾胃升降失调。饮食不节，积滞不化、郁遏气机；忧思恼怒，肝失疏泄，气滞胃脘；过食辛辣之味则耗伤气血，寒暖失宜损及脾胃。最终造成胃肠疾病的寒热虚实错杂，脾胃升降失调。中医通过辨证，施以温阳暖脾、升清降浊、寒热并调之治法。因此在审核处方时也应根据患者的自身情况，辨证审方。

血液疾病人群症状表现多样，病情复杂，部分患者常常是久治不愈，反复发作，病程长，治疗难度大。血液病是指原发或累及血液及造血器官的疾病，中医治疗血液病不仅要缓解病情，还要辨明病灶予以扶正。血液疾病在治疗上的思路是"扶正祛邪"。因为病因病机不同，血液疾病所表现出的症候

特点、预后转归也都不相同，当确定治疗思路后，还应针对患者的症候特点予以缓解。因此审方时也应根据实际情况进行审核。

二、胃肠疾病人群中药用药及审核要点

（一）辨证分型

1.寒性胃痛　寒邪侵袭脾胃导致寒凝气滞。寒邪内客于胃，胃阳被寒邪所遏而不得舒展，气机阻滞。治宜暖胃温通。

2.食积胃痛　过食肥甘厚味或暴饮暴食，饮停食滞，致胃气中阻，胃内食滞不通。治宜消食导滞，健胃通腑。

3.胃胀气　肝主疏泄而喜条达，若情志不舒，则肝气郁结不得疏泄，气郁伤肝，横逆犯胃，每因情志刺激而痛作。治宜疏肝理气，通畅胃气。

4.胃郁热　肝气郁结，日久化热，邪热犯胃。治宜疏肝泄热，和胃通胃。

5.血瘀胃痛　气为血帅，血随气行，气机不畅，气滞日久，气血淤滞，则导致血瘀内停，或胃病日久，胃络受阻不通。治宜活血化瘀，通络和胃。

6.胃湿热　饮食过度，辛辣肥厚，饮酒过量，使得湿热内蕴。治宜清胃通腑。

7.阴虚胃痛　胃痛日久，郁热伤阴，胃失濡养。治宜养阴益胃，通润肠胃。

8.脾胃虚寒胃痛　饥饱失常，或劳倦过度，或久病脾胃受伤等，致脾阳不足，中焦虚寒。治宜温中健脾。

（二）胃肠疾病人群中药用药基本原则

针对胃肠疾病人群，审方时应根据临床诊断，辨别患者的证型，核查用药是否对症，是否存在用药不合理的情况。

（三）胃肠疾病人群中药用药审核要点

根据患者自身情况，在开具处方时应注意一些用药禁忌，如脾胃虚弱慎用大黄、番泻叶、穿心莲等苦寒类药物以及大枣、蜂蜜、甘草等阻滞中焦之气的药物；胃溃疡或胃炎者慎用远志；脾虚水肿者忌用商陆、半边莲、牵牛子；食积脾胃者慎用阿胶、熟地等滋腻类药物。

三、血液疾病人群中药用药及审核要点

(一)辨证分型

1.感受外邪 由于外邪侵袭,损伤脉络引起出血,其中以感受热邪者为居多。如风、热、燥等外邪犯肺,引起衄血、咳血等症状;湿热之邪侵及肠道则引起便血。热犯下焦则致尿血。

2.饮酒过多或嗜食辛辣厚味 一是滋生湿热,湿热内蕴,熏灼血络,迫血妄行而引起衄血、吐血、便血等症状;二是过食辛辣醇酒厚味,损伤脾胃,脾胃虚衰,失其健运统摄之职,以致血溢脉外而发生血证。

3.情志过极 情志过极则火动于内,气逆于上,迫血妄行而成血证,如郁怒伤肝,肝气横逆犯胃,胃络损伤而引起吐血。

4.劳倦过度 心主神明,神劳伤心;脾主肌肉,体劳伤脾;肾主藏精,房劳伤肾。劳倦过度会导致心、脾、肾气阴的损伤。若损伤于气,则气虚不能摄血,以致血液外溢而形成衄血、吐血、便血、紫斑;若损伤于阴,则阴虚火旺,迫血妄行而致衄血,尿血、紫斑。

5.久病或热病之后 一是久病或热病使阴津伤耗,以致阴虚火旺,迫血妄行而致出血;二是久病或热病使正气亏损,气虚不摄,血溢脉外而致出血;三是久病入络,使血脉瘀阻,血行不畅,血不循经而致出血。

(二)血液疾病人群用药基本原则

对血证的治疗可归纳为治火、治气、治血三个原则。治火时,实火当清热泻火,虚火当滋阴降火;治气时实证当清气降气,虚证当补气益气;治血时应根据情况结合应用凉血止血,收敛止血或活血止血的方药。因此针对血液疾病人群,审方时应根据各种血证引起原因及损伤脏腑的不同,结合临床辨证的虚实及病情轻重,核查处方的用药情况。

(三)血液疾病人群中药用药审核要点

在开具处方时应根据患者病情,注意一些用药禁忌,如无瘀之出血不宜用川芎;消化道出血禁用芫花;血热妄行者禁用桂枝;血虚证患者忌用石膏、全蝎、苍耳子、银柴胡、藁本等;高血压患者慎用麻黄、细辛、附子等辛温类中药,大黄、黄连、黄芩等苦寒类中药,人参、党参、黄芪等补气药以及鹿茸等温补类中药。

第九节　审方案例及分析

案例 ❶

【处方描述】

（1）患者信息

性别：女（妊娠16周）　　年龄：30岁

（2）临床诊断：视神经脊髓炎［脾胃湿热证］

（3）处方内容

鸡血藤15g	熟地黄15g	当归15g	黄芪15g
红花12g	槟榔12g	天麻12g	赤芍12g
地龙10g	炒决明子10g	全蝎6g	炒酸枣仁20g
首乌藤20g			

共7剂，每日一剂，水煎400ml，分早晚2次饭后温服

【处方问题】

用药不适宜处方：适应证不适宜；遴选的药品不适宜。

【处方分析】

患者辨证为脾胃湿热，但处方不能体现清热祛湿健脾之意。

患者处于妊娠期，方中红花、全蝎均为妊娠期妇女禁用药，红花具有较强兴奋子宫的功能，全蝎具有一定的毒性，如若使用不当会造成胎儿畸形甚至流产。

【处方建议】

建议医师根据患者证型重新开具对证的中药处方。

案例 ❷

【处方描述】

（1）患者信息

性别：女（妊娠10周）　　年龄：35岁

（2）临床诊断：胸胁胃脘胀满［肝火犯胃证］

（3）处方内容

北柴胡10g	龙胆5g	当归5g	川芎5g
黄芩片10g	白芍10g	知母10g	地黄10g
桔梗10g	甘草片5g	萸黄连10g	

共5剂，每日一剂，水煎400ml，分早晚2次饭后温服

【处方问题】

用药不适宜处方：遴选的药品不适宜。

【处方分析】

患者处于妊娠期，吴茱萸具有兴奋子宫的作用，方中黄连过于苦寒，有致小产的可能，对黄连的炮制要求为吴茱萸汁炒，对于妊娠期妇女应慎用，若使用不当，易出现流产现象。

【处方建议】

建议医师根据患者情况谨慎用药，减少或停止相关用药。

案例 ③

【处方描述】

（1）患者信息

性别：女（妊娠）　　年龄：29岁

（2）临床诊断：腹痛［水饮停胃证］

（3）处方内容

牵牛子10g	姜半夏30g	炒芥子15g	木香10g^{（后下）}
橘红10g	茯苓25g	甘草片15g	

共3剂，每日一剂，水煎400ml，分早晚2次饭后温服

【处方问题】

不规范处方：未注明妊娠周期。用药不适宜处方：遴选的药品不适宜；用法、用量不适宜。

【处方分析】

根据《处方管理办法》《中药处方格式及书写规范》，妊娠期妇女应注明

妊娠周期。

患者处于妊娠期，方中牵牛子泻下作用过强，孕妇应禁用。姜半夏虽然经过炮制后毒性大减，但应慎用于孕妇，且药典规定姜半夏的用量为 3~9g，此方用量过大。

【处方建议】

建议医师根据患者情况谨慎用药（减少或停止相关用药）。

案例 ④

【处方描述】

（1）患者信息

性别：女（哺乳）　　年龄：32 岁

（2）临床诊断：气短乏力［气血亏虚证］

（3）处方内容

黄芪12g	熟地黄12g	当归9g	白芍9g
川芎3g	白术9g	茯苓12g	甘草片6g
赤小豆15g	麦芽6g		

共3剂，每日一剂，水煎400ml，分早晚2次饭后温服

【处方问题】

用药不适宜处方：遴选的药品不适宜。

【处方分析】

患者处于哺乳期，方中麦芽具有回乳消胀的功效，哺乳期妇女不宜使用。

【干预建议】

建议医师根据患者情况谨慎用药（减少或停止相关用药）。

案例 ⑤

【处方描述】

（1）患者信息

性别：女　　年龄：51 岁

（2）临床诊断：慢性非萎缩性胃炎；消渴病［脾肾两虚证］

（3）处方内容

茯苓15g	猪苓10g	泽泻15g	白术60g
桂枝10g	黄芪60g	丹参30g	白花蛇舌草15g
干益母草15g	泽兰15g		

共7剂，每日一剂，水煎400ml，分早晚2次饭后温服

【处方问题】

用药不适宜处方：用药与中医证型不符。

【处方分析】

临床诊断患者脾肾两虚，需健脾益肾，但方中用药能见健脾之意，并无益肾之方，与患者证型有出入。

【处方建议】

建议医师根据患者情况重新辨证用药，方中可加熟地黄、山药等益肾之药。

案例 ⑥

【处方描述】

（1）患者信息

性别：男　　年龄：45岁

（2）临床诊断：咳喘；头晕；盗汗［肺肾阴虚证］

（3）处方内容

熟地黄15g	山药10g	茯苓10g	泽泻10g
牡丹皮10g	吴茱萸9g	五味子3g	麦冬10g

共10剂，每日一剂，水煎400ml，分早晚2次饭后温服

【处方问题】

用药不适宜处方：超疗程用药；用药与中医证型不符。

【处方分析】

处方一般不得超过7日用量，急诊处方一般不得超过3日用量；对于某些慢性病、老年病或特殊情况，处方用量可适当延长，但医师应当注明理由。该处方开具10剂且未注明用量延长理由。

临床诊断患者肺肾阴虚，应当滋阴敛肺，本方为麦味地黄汤方剂，方中

将山茱萸写成了吴茱萸，且用量为9g。因山茱萸功能是滋补肝肾，吴茱萸功能为温中散寒。吴茱萸有小毒，用量一般为2～5g，用量大易伤津液。

【处方建议】

建议医师修改处方疗程为7剂，或注明理由；重新辨证用药。

案例 ⑦

【处方描述】

（1）患者信息

性别：男　　年龄：26岁

（2）临床诊断：油风［肾虚证］

（3）处方内容

茯苓15g	泽泻15g	山药15g	熟地黄15g
地黄15g	地骨皮15g	牡丹皮15g	荆芥穗15g
防风15g	蒺藜10g	何首乌15g	蜈蚣1g

共7剂，每日一剂，水煎400ml，分早晚2次饭后温服

【处方问题】

不规范处方：未按要求标注药物煎煮等特殊要求。用药不适宜处方：遴选的药品不适宜。

【处方分析】

方中荆芥穗具有祛风功效，但其有效成分为挥发油，不宜长时间煎煮，否则有效成分易散失，故方中的荆芥穗用法应为后下。

患者诊断为油风，证型为肾虚，何首乌生品功效为安神、养血、活络、解毒、截疟、消痈、润肠通便，炮制品制首乌可补益精血、乌须发、强筋骨、补肝肾，故其处方的何首乌应为其炮制品。

【处方建议】

建议医师应在荆芥穗右上角标注"后下"，并更改何首乌为制何首乌。

案例 ⑧

【处方描述】

（1）患者信息

性别：男　　年龄：40岁

（2）临床诊断：风湿性关节炎［肝肾阴虚证］

（3）处方内容

枸杞子15g	山萸肉15g	山药15g	熟地黄15g
牛膝9g	盐菟丝子15g	鹿角胶9g^{（烊化）}	龟角胶9g^{（烊化）}
当归9g	鸡血藤30g	首乌藤30g	青风藤30g
蜈蚣5g			

共7剂，每日一剂，水煎400ml，分早晚2次饭后温服

【处方问题】

用药不适宜处方：遴选的药品不适宜。

【处方分析】

临床诊断患者肝肾阴虚证，处方开具青风藤30g，超量使用，有肾损害和潜在的致癌风险。

【干预建议】

建议医师重新核对处方，谨慎用药。

案例 ⑨

【处方描述】

（1）患者信息

性别：女　　年龄：65岁

（2）临床诊断：原发性高血压［血瘀证］

（3）处方内容

桑叶10g	菊花20g	土茯苓10g	鸡骨草10g
五指毛桃20g	甘草片5g	谷芽20g	麦芽20g
金银花20g	半边莲10g	玉竹10g	夏枯草20g

共7剂，每日一剂，水煎300ml，分早晚2次饭后温服

【处方问题】

用药不适宜处方：用药与中医证型不符。

【处方分析】

中药处方以清热祛湿为主，与患者证型"血瘀证"不符，虽然方中菊花

能够清肝平肝，具有降血压的功效，但患者的症状是由血瘀引起的，服用此方不能起到良好的治疗作用。

【处方建议】

建议医师根据患者情况辨证用药，使用活血化瘀的药物，如三七等。

案例❿

【处方描述】

（1）患者信息

性别：男　　年龄：62岁

（2）临床诊断：肩周炎［肝肾不足证］

（3）处方内容

淡附片10g	茯苓10g	甘草片10g	党参片10g
白芍10g	白术10g	桂枝10g	浙贝母10g

共5剂，每日一剂，水煎400ml，分早晚2次饭后温服

【处方问题】

不规范处方：未按要求标注药物调剂、煎煮等特殊要求。用药不适宜处方：存在配伍禁忌。

【处方分析】

淡附片有毒，在煎煮时应在右上角标注先煎；处方中含有淡附片，与浙贝母存在配伍禁忌，属于"十八反"中药配伍禁忌，服用后可能会增加毒副作用。

【处方建议】

建议医师按要求标注淡附片煎煮方法为先煎；存在配伍禁忌，建议医师按要求修改处方或双签名。

案例⓫

【处方描述】

（1）患者信息

性别：女　　年龄：57岁

（2）临床诊断：支气管扩张伴感染；慢性肾脏病4期；咳嗽［痰热壅肺证］

（3）处方内容

麻黄10g	白芍15g	细辛9g	法半夏10g
炙甘草10g	桂枝10g	五味子10g	炒葶苈子^{（包煎）}20g
金荞麦10g			

共4剂，每日一剂，水煎400ml，分早晚2次饭后温服

【处方问题】

用药不适宜处方：用药与中医证型不符；用法、用量不适宜。

【处方分析】

患者辨证痰热壅肺，宜以清热化痰，下气止咳为法。处方为小青龙汤加减，具有解表散寒，温肺化饮的功效。方中多温燥之品，痰热证者不宜使用，易加重病情。且患者慢性肾脏病4期，应慎用马兜铃科的药物，开具细辛具有一定的肾毒性，且用量9g剂量过大。

【处方建议】

建议医师辨证分析，选择符合证型的中药，如桔梗、川贝母等。细辛剂量过大，建议修改用量。

案例 ⑫

【处方描述】

（1）患者信息

性别：男　　年龄：55岁

（2）临床诊断：慢性前列腺炎［肾阳亏虚证］

（3）处方内容

当归10g	赤芍10g	川芎6g	五灵脂6g
蒲黄9g	枳壳6g	北柴胡5g	仙茅5g
牛膝10g	延胡索10g		

共7剂，每日一剂，水煎400ml，分早晚2次饭后温服

【处方问题】

不规范处方：未按要求标注药物调剂、煎煮等特殊要求。用药不适宜处方：用药与中医证型不符。

【处方分析】

患者中医辨证为肾阳亏虚，治法宜补肾助阳为主。处方用药为少腹逐瘀汤加减，功用主要为活血祛瘀、温经止痛，用药与辨证不符。蒲黄入汤剂应予包煎。五灵脂入汤剂应予包煎。

【干预建议】

建议医师辨证分析，选择符合证型的中药，如肾气丸等。蒲黄、五灵脂增加脚注"包煎"。

案例 ⑬

【处方描述】

（1）患者信息

性别：男　　年龄：8个月15天

（2）临床诊断：厌食［饮食积滞证］

（3）处方内容

扁豆花3g	鸡内金3g	紫苏梗3g	枳壳3g
稻芽10g	麦芽10g	甘草片2g	独脚金3g
净山楂2g			

共5剂，每日一剂，水煎300ml，分早晚2次饭后温服

【处方问题】

不适宜处方：其他用药不适宜情况的。

【处方分析】

患者是8个月15天的婴儿，煎药量过大，不易于服用。一般情况下，婴儿和幼儿中药的煎煮，每剂煎1次；而幼童和儿童的中药，每剂则可煎2次，混合2次煎液后再分2～3次服完。煎出的药量，可根据儿童年龄大小来决定：婴儿为60～100ml，幼儿及幼童为150～200ml，而学龄期儿童则应煎到250ml左右。

该患者为8个月的婴儿，中药煎出量不符合患者实际情况。

【干预建议】

建议医师修改婴幼儿的煎煮用量。

案例 ⑭

【处方描述】

（1）患者信息

性别：男　　年龄：9岁

（2）临床诊断：积滞［脾胃虚证］

（3）处方内容

茯神10g	白术10g	薏苡仁10g	砂仁5g ^(后下)
山药15g	蒸陈皮5g	六神曲5g	麦芽20g
焦山楂5g	广藿香10g ^(后下)	浮小麦15g	炙甘草3g

共10剂，每日一剂，水煎300ml，分早晚2次饭后温服

【处方问题】

不规范处方：无特殊情况下，门诊处方超过7日用量。

【处方分析】

处方一般不得超过7日用量，急诊处方一般不得超过3日用量；对于某些慢性病、老年病或特殊情况，处方用量可适当延长，但医师应当注明理由；而且患者为儿童，证型变化较快，根据中医的辨证论治原则，应辨证施治，故该处方开具10剂且未注明用量延长理由。

【干预建议】

建议医师按照处方管理办法更改用量。

案例 ⑮

【处方描述】

（1）患者信息

性别：男　　年龄：1岁9个月

（2）临床诊断：咳嗽［脾虚食积证］

（3）处方内容

| 北沙参10g | 乌梅10g | 防风6g | 茯苓8g |

天麻5g	山药15g	炒莱菔子8g	厚朴5g
砂仁5g	生地黄5g	辛夷8g	炒苍耳子3g

共4剂，每天一剂，水煎煮为200ml，分早晚2次饭后温服

【处方问题】

不规范处方：新生儿、婴幼儿处方未写明日、月龄的；未按要求标注药物调剂、煎煮等特殊要求。

【处方分析】

处方管理办法规定新生儿、婴幼儿处方未写明日、月龄的；砂仁应注明"后下"，因为砂仁主要含挥发性成分，久煎其有效成分易于挥发而降低药效，须在其他药物煎沸5~10分钟后放入，用时捣碎；辛夷应注明"包煎"，辛夷自身有绒毛，服用时易刺激咽喉引起咳嗽及口感不佳，煎煮时宜用纱布包扎，以防止绒毛在煎煮过程中散于药液。

【干预建议】

建议医师应在患者年龄处注明日龄、月龄；砂仁右上角标注"后下"，在辛夷右上角标注"包煎"。

案例 ⑯

【处方描述】

（1）患者信息

性别：男　　年龄：4岁

（2）临床诊断：风热乳蛾［风热外侵，肺经有热证］

（3）处方内容

夏枯草6g	丝瓜络10g	赤芍5g	燀苦杏仁5g
炒僵蚕5g	浙贝母5g	猫爪草10g	麦芽10g
海藻5g	甘草片3g	蒲公英10g	甜叶菊1g
五指毛桃15g			

共4剂，每天一剂，水煎煮为200ml，分早晚2次饭后温服

【处方问题】

用药不适宜处方：存在配伍禁忌。

【处方分析】

处方中同时使用海藻和甘草片，存在配伍禁忌，属于"十八反"中药配伍禁忌。违反药物的配伍禁忌，易出现不良反应，尤其是儿童的机体功能未成熟，更易受到药物刺激，出现不良反应。

【干预建议】

建议医师修改药物配伍或双签名。

案例 ⑰

【处方描述】

（1）患者信息

性别：女　　年龄：40岁

（2）临床诊断：慢性胃炎；胃胀气［肝气郁结证］

（3）处方内容

黄芪18g	白芍15g	桂枝10g	白术12g
党参片15g	炒莱菔子12g	木香6g（后下）	蒸陈皮6g
大枣5枚			

共7剂，每日一剂，水煎300ml，分早晚2次饭后温服

【处方问题】

用药不适宜处方：用药与中医证型不符。

【处方分析】

患者因肝气郁结不得疏泄，伤及脾胃，治当以疏肝解郁，但方中药物多以补气健脾为主，恐加重胀气现象，应施以疏肝理气之品。

【干预建议】

处方医师准确辨证用药，应使用香附、郁金等具有疏肝解郁作用的药物。

案例 ⑱

【处方描述】

（1）患者信息

性别：男　　年龄：35岁

（2）临床诊断：胃痛【胃肠积滞证】

（3）处方内容

醋延胡索12g	茯苓15g	蒸陈皮6g	青皮10g
法半夏10g	黄连片10g	蒲公英30g	佛手12g
甘草片6g			

共5剂，每日一剂，水煎400ml，分早晚2次饭后温服

【处方问题】

用药不适宜处方：用药与中医证型不符。

【处方分析】

患者因过食造成胃肠积滞腹痛，应当健胃消食。但处方中药物主治疏肝泄热，用药与临床诊断不符。

【干预建议】

处方医师准确辨证用药，应使用山楂、麦芽等具有健胃消食作用的药物。

案例 ⑲

【处方描述】

（1）患者信息

性别：女　　年龄：32岁

（2）临床诊断：便血［脾不统血证］

（3）处方内容

生地黄12g	牡丹皮12g	赤芍9g	阿胶9g^{（烊化）}
甘草片3g			

共5剂，每日一剂，水煎400ml，分早晚2次饭后温服

【处方问题】

用药不适宜处方：用药与中医证型不符。

【处方分析】

患者因脾气虚弱，脾不统血而便血，治当补气健脾，但方中药物大多为清热凉血之品，并无补气健脾之品，药不对症。

【干预建议】

处方医师准确辨证用药，应使用黄芪、白术等具有补气健脾作用的药物。

案例 ⑳

【处方描述】

（1）患者信息

性别：男　　年龄：48岁

（2）临床诊断：肝癌［气虚血瘀证］

（3）处方内容

黄芪50g	白术30g	青皮10g	白花蛇舌草30g
半枝莲30g	全蝎15g	蜈蚣10g	山慈菇20g
蒲葵子50g	醋莪术10g	重楼15g	三七10g
郁金10g	皂角刺20g	炙甘草10g	醋三棱10g

共7剂，每日一剂，水煎300ml，分2次温服

【处方问题】

用药不适宜处方：用法、用量不适宜。

【处方分析】

根据《中华人民共和国药典》2020版一部，蜈蚣的规定常规用量为3～5g，全蝎的规定常规用量为3～6g，重楼的规定常规用量为3～9g，山慈菇的规定常规用量为3～9g，处方中的以上饮片均为超量使用，且病人为肝癌病人，肝功能较正常人相对脆弱，大剂量的蜈蚣可能会进一步导致肝功能的受损。

【处方建议】

建议医师准确辨证，谨慎用药，调整蜈蚣、全蝎、重楼、山慈菇的用量，并结合患者的肝功能检查制定安全有效的用药方案。

参考文献

［1］蔡卫民.临床药学理论与实践［M］.北京：人民卫生出版社，2012.03.

［2］江育仁.中医儿科学［M］.上海：上海科学技术出版社，1985.

［3］国家药典委员会.中华人民共和国药典：一部［M］.北京：中国医药科技出版

社.2020.

　　[4] 汪受传.中医儿科学.第2版 [M].北京：中国中医药出版社，2012.

　　[5] 宋元林.特殊人群普通感冒标准规范用药的专家共识 [J].国际呼吸杂志，2015，35（01）：1-5.

　　[6] 张伯臾.中医内科学 [M].上海：上海科学技术出版社，1985.

　　[7] 夏琳，周新民，吴开春.中药所致的肝损害 [J].临床内科杂志，2012，29（2）：82-84.

　　[8] 张茜，金若敏.中药肝肾毒性及肝肾功能检测指标的研究概况 [J].中国中医药信息杂志，2011，18（8）：105-107.

习题及参考答案解析

习题1

一、单选题（共50题，每题1分，共50分）

1. 处方炒三仙、焦三仙中，"三仙"的组成是（　　）。

    A. 山楂、稻芽、神曲　　　　　　　　B. 槟榔、麦芽、神曲

    C. 麦芽、稻芽、谷芽　　　　　　　　D. 山楂、麦芽、神曲

2. 患者，女，20岁。近日出现了头晕自汗，不思饮食等症状，且常感神疲乏力，活动后症状加重。证属气虚，医师给其开具了四君子汤加减。方中白术调配应付的品种是（　　）。

    A. 清炒品　　　　　　　　　　　　　B. 麸炒品

    C. 醋炙品　　　　　　　　　　　　　D. 蜜炙品

3. 下列属于中药处方中"后记"的是（　　）。

    A. 开具日期　　　　　　　　　　　　B. 机构名称

    C. 药品金额　　　　　　　　　　　　D. 药品名称

4. 患者，女，30岁。经期小腹灼热胀痛，拒按，经色暗红，质稠有块，平素带下量多色黄，小便黄赤，舌紫红，苔黄而腻，脉滑数。医师处以清热调血汤（牡丹皮、黄连、生地、当归、白芍、川芎、红花、桃仁、莪术、香附、延胡索）加减。方中桃仁的特殊煎煮方法是（　　）。

    A. 用时捣碎　　　　　　　　　　　　B. 先煎

    C. 后下　　　　　　　　　　　　　　D. 包煎

5. 莎草根的正名是（　　）。

    A. 决明子　　　　　　　　　　　　　B. 紫河车

    C. 香附　　　　　　　　　　　　　　D. 重楼

6. 老年人使用某些中药应酌情减量，其中用量不宜过大的药物是（　　）。

    A. 红花　　　　　　　　　　　　　　B. 党参

    C. 黄芪　　　　　　　　　　　　　　D. 玉竹

7. 患者，女，28岁。脾虚气滞，消化不良，嗳气食少，脘腹胀满，大便

溏泄，医师处以香砂六君子汤，方中所含半夏应使用的炮制品是（   ）。

    A.姜半夏　　　　　　　　　　B.法半夏

    C.清半夏　　　　　　　　　　D.生半夏

8.与五灵脂配伍使用，属于"十九畏"配伍禁忌的是（   ）。

    A.川乌　　　　　　　　　　　B.牵牛子

    C.巴豆　　　　　　　　　　　D.人参

9.患者，女，36岁。不易入睡，多梦易醒，心悸健忘，神疲食少，伴头晕目眩，四肢倦怠，腹胀便溏，面色少华，舌淡苔薄，脉细无力。医师处以归脾汤（人参、黄芪、白术、茯神、龙眼肉、酸枣仁、木香、当归、远志、甘草、生姜、大枣）加减。其服用方法是（   ）。

    A.饭前服　　　　　　　　　　B.空腹服

    C.睡前服　　　　　　　　　　D.饭后服

10.含有28种毒性中药饮片的处方，每次处方剂量不得超过（   ）。

    A.一日极量　　　　　　　　　B.二日极量

    C.三日极量　　　　　　　　　D.七日极量

11.中药汤剂煎药量应当根据儿童和成人分别确定。儿童每剂汤药一般煎药量为（   ）。

    A. 50～100ml　　　　　　　　B. 100～300ml

    C. 200～400ml　　　　　　　　D. 400～600ml

12.为缓和黄柏的苦燥之性，增强滋阴降火退虚热的作用宜（   ）。

    A.酒炙　　　　　　　　　　　B.盐炙

    C.炒炙　　　　　　　　　　　D.生用

13.处方直接写药名，需调配清炒品的是（   ）。

    A.王不留行　　　　　　　　　B.枳壳

    C.侧柏叶　　　　　　　　　　D.枇杷叶

14.因药物本身具有腐蚀性，不可内服的中药是（   ）。

    A.生千金子　　　　　　　　　B.白降丹

    C.砒石　　　　　　　　　　　D.磁石

15.服用过量容易发生血尿的中药是（   ）。

    A.麻黄　　　　　　　　　　　B.胖大海

    C.肉桂　　　　　　　　　　　D.苍耳子

16.患者，女，51岁。因反复胸闷、胸痛2年余就诊。2年前因琐事与人争吵后，出现左前胸胀痛，伴胸胁胀闷，心悸，休息后缓解，未予重视。此后，胸闷胸痛反复发作，多于情绪波动后症状加重，严重时可放射至左后肩。患者情志抑郁，善太息，纳差，寐欠安，小便黄，大便稠，唇色紫暗，脉弦涩。既往有慢性乙型肝炎10余年，对酒精过敏。临床给予血脂四项、肝肾功能、心肌酶两项、心电图及平板运动试验等检查，西医诊断为冠心病心绞痛，中医诊断为胸痹，辨证为气滞血瘀证，处方如下：中药汤剂：柴胡10g，赤芍10g，炒枳壳10g，生甘草10g，桃仁10g，红花9g，生地黄15g，川牛膝10g，当归9g，党参15g，炙乳没（各）6g，桔梗9g，川楝子15g，延胡索粉（冲服）3g。共5剂，水煎服，每日1剂，早、晚分服。药师在审核该患者的中药饮片处方时，应指出处方存在的问题是（　　）。

A.党参与赤芍属配伍禁忌　　　B.红花的每日剂量超量

C.川楝子的每日剂量超量　　　D.延胡索粉的脚注错误

17.有无证候禁忌是处方审核的一项重要内容。医生为患有高血压、不寐的患者开具了包含下列中药的处方，药师在审核时应告知医生。高血压及失眠患者慎用（　　）。

A.升麻　　　B.麦芽

C.桃仁　　　D.麻黄

18.不可入煎剂的中药是（　　）。

A.石膏　　　B.朱砂

C.当归　　　D.神曲

19.现行版《中华人民共和国药典》规定蜈蚣的用量是（　　）。

A.1～3g　　　B.2～6g

C.3～5g　　　D.5～10g

20.根据《中国药典》对有毒中药的分类，"大毒"中药是（　　）。

A.吴茱萸、蛇床子　　　B.车前子、地肤子

C.马钱子、天仙子　　　D.山豆根、制川乌

21.下列关于中药的毒性说法错误的是（　　）。

A.毒是一切药物的总称　　　B.毒是药物的偏性

C.毒是药物毒副作用大小的标志　　　D.毒性反应一般都不可避免

22.患者，男，78岁。诊断为原发性直肠癌，证属热结瘀毒，邪实正虚。

予以艾迪注射液100ml+5%葡萄糖注射液250ml静脉滴注，一日一次。此张处方的问题是（　　）。

  A.用药与证型不符   B.给药方式不当

  C.超剂量使用   D.溶媒用量不足

23.以下中药注射剂不用于冠心病的是（　　）。

  A.瓜蒌皮注射液   B.注射用丹参多酚酸盐

  C.注射用炎琥宁   D.丹参川芎嗪注射液

24.使用中药注射剂时以下做法正确的是（　　）。

  A.用药前无需询问过敏史

  B.辨证施药，在一定条件下可超功能主治用药

  C.中药注射剂应按照药品说明书推荐的剂量用药

  D.中药注射剂应谨慎混合配伍，联合用药需谨慎

25.中药注射剂联合使用时做法错误的是（　　）。

  A.需同时使用两种或两种以上中药注射剂，应分开使用

  B.中药注射剂一般不宜两个或两个以上品种同时共用一条通道

  C.药性峻烈的或含毒性成分的药物应避免重复使用

  D.功能相同的可以联合使用

26.下面哪一项不是肾康注射液的禁忌（　　）。

  A.过敏体质者   B.有内出血倾向者

  C.孕妇及哺乳期妇女   D.高血钾危象者

27.下面表述错误的是（　　）。

  A.当需要连续输入多组液体，注意组间使用中性液体隔离后续滴

  B.野木瓜注射液用于局部封闭注射属于给药途径/给药方式不当

  C.穿琥宁注射液用于细菌感染属于超功能主治用药

  D.鱼腥草注射液适用于寒性病证

28.中成药的定义包含以下几点（　　）。

  A.以中药饮片为原料   B.以中医理论为指导

  C.不同于汤剂的剂型   D.以上都对

29.下列除哪项外均是中成药临床应用基本原则（　　）。

  A.辨证用药   B.辨病用药

  C.选择合适剂型   D.选择合适剂量

30.以下不是儿童使用中成药的原则的是（　　）。

A.成人药品儿童可以随便使用

B.儿童患者使用中成药的种类不宜多

C.应尽量缩短儿童用药疗程，及时减量或停药

D.非儿童专用中成药应结合具体病情，在保证有效性和安全性的前提下根据药物剂型选择

31.儿童服用非儿童专用中成药时，5～10岁儿童应选择成人剂量的（　　）。

A.1/5　　　　　　　　　　　　B.1/2

C.1/4　　　　　　　　　　　　D.2/3

32.孕妇使用中成药的原则是（　　）。

A.选择对胎儿无损害的中成药

B.尽量采取口服途径给药，应慎重使用中药注射剂

C.可以导致妊娠期妇女流产或对胎儿有致畸作用的中成药，为妊娠禁忌；可能会导致妊娠期妇女流产等副作用，属于妊娠慎用药物

D.以上答案全是

33.含鞣质较多的中药或中成药，不能联用的西药是（　　）。

A.左旋多巴　　　　　　　　　　B.氨茶碱

C.地高辛　　　　　　　　　　　D.维生素B₁

34.与中成药舒肝丸药理作用拮抗，禁止两者合用的化学药是（　　）。

A.颠茄浸膏　　　　　　　　　　B.阿托品

C.对乙酰氨基酚　　　　　　　　D.甲氧氯普胺

35.患者被诊断为"寒凝气滞"导致的胃痛，以附子理中丸治疗，继续问诊后得知，患者一直在服用牛黄解毒片，咨询药师后建议患者停服牛黄解毒片。对于附子理中丸和牛黄解毒片配合使用，说法正确的是（　　）。

A.二者联用，属于药物相互作用

B.二者联用，属于不同功效药物联用的禁忌

C.二者联用，属于有毒药物联用

D.二者联用，属于十八反配伍禁忌

36.能发生酶抑反应的中西药联用药组是（　　）。

A.乌梅与阿司匹林　　　　　　　B.石膏与四环素

C.麻黄与呋喃唑酮　　　　　　　D.大黄与利福平

37.合理用药基本原则中首要考虑的是（　　）。

  A.有效   B.安全

  C.经济   D.使用方便

38.能减少药物排泄的中西药联用药组是（　　）。

  A.乌梅与阿司匹林   B.乌贝散与头孢拉定

  C.石膏与四环素   D.麻黄与呋喃唑酮

39.附子理中丸与何药联合运用，属于协同应用（　　）。

  A.四物汤   B.四神丸

  C.清气化痰丸   D.良附丸

40.能减少西药剂量的中西药联合用药组是（　　）。

  A.甘草与呋喃唑酮   B.黄芪注射液与低分子右旋糖酐

  C.煅龙骨与头孢类抗生素 D.苓桂术甘汤与地西泮

41.药师应对处方进行用药合理性审核，发现有不合理联用的药组，应建议纠正的是（　　）。

  A.人参养荣丸与归脾丸   B.复方丹参滴丸与速效救心丸

  C.四神丸与附子理中丸   D.脑立清胶囊与六味地黄丸

42.关于老年人用药描述有误的是（　　）。

  A.用药适度，中病即止   B.从最小有效剂量开始

  C.用药宜平和   D.可大量使用补益药

43.药性滋腻，易碍脾胃的中药是（　　）。

  A.人参   B.黄芪

  C.阿胶   D.生地

44.下列药物中，最适用于小儿蛔虫病的药物是（　　）。

  A.使君子   B.苦楝皮

  C.槟榔   D.南瓜子

45.患者，2岁半，消瘦、厌食、大便溏薄的症状，可以选择的中药有（　　）。

  A.鹿茸   B.人参

  C.大黄   D.山药

46.孕妇应慎用的药物是（　　）。

  A.金银花   B.连翘

  C.肉桂   D.鱼腥草

47.下列各项中，不属于哺乳期妇女禁用的药物是（　　）。

    A.桃仁　　　　　　　　　　　　B.砒霜

    C.水银　　　　　　　　　　　　D.马钱子

48.以下哪种药品可以减轻黄药子对肝组织的损伤程度（　　）。

    A.甘草　　　　　　　　　　　　B.当归

    C.黄芪　　　　　　　　　　　　D.茯苓

49.肾功能不全慎用的中药是（　　）。

    A.艾叶　　　　　　　　　　　　B.人参

    C.益母草　　　　　　　　　　　D.忍冬藤

50.下列能够引起急性肾衰的中药有（　　）。

    A.天仙藤　　　　　　　　　　　B.首乌藤

    C.鸡血藤　　　　　　　　　　　D.大血藤

二、多选题（共10道，每题2分，共20分）

1.下列药物中需要后下的有（　　）。

    A.薄荷　　　　　　B.葶苈子　　　　　　　　C.羚羊角

    D.灶心土　　　　　E.生大黄

2.下列配伍中不属于"十九畏"的药物是（　　）。

    A.大戟与甘草　　　B.贝母与乌头　　　　　　C.乌头与瓜蒌

    D.官桂与赤石脂　　E.芍药与藜芦

3.关于罂粟壳使用管理要求的规定，下列正确的有（　　）。

    A.处方须有麻醉药处方权的执业医师签名

    B.须使用麻醉药专用处方方可调剂

    C.成人一次正常用量为每天3～6g

    D.每张处方不超过7日用量

    E.须与群药一起调配

4.既含有对乙酰氨基酚，又含有马来酸氯苯那敏的中成药是（　　）。

    A.抗感灵片　　　　B.金羚感冒片　　　　　　C.速感康胶囊

    D.维C银翘片　　　E.小柴胡颗粒

5.下列属于妊娠慎用的中药是（　　）。

    A.王不留行　　　　B.番泻叶　　　　　　　　C.芫花

    D.肉桂　　　　　　E.红花

6.中药注射剂合理应用的基本原则有（　　）。

　　A.辨证施药，严格掌握功能主治

　　B.严格掌握用法用量及疗程

　　C.谨慎混合配伍，谨慎联合用药

　　D.用药前应仔细询问过敏史，对过敏体质者应慎用

　　E.初次使用中药注射剂的患者应慎重使用，加强监测

7.不能与清开灵注射液同用的西药有（　　）。

　　A.硫酸庆大霉素　　　　B.青霉素G钾　　　　　　C.肾上腺素

　　D.乳糖酸红霉素　　　　E.多巴胺

8.下列中药中，毒性成分均为生物碱的为（　　）。

　　A.附子　　　　　　　　B.黄芩　　　　　　　　　C.鱼腥草

　　D.川乌　　　　　　　　E.草乌

9.某男，10岁。近2日发热，咽痛，时咳，腹泻，日6次。家长的朋友根据个人育儿经验，推荐治疗腹泻可用双歧杆菌三联活菌胶囊，发热、咽痛、时咳可用中药方（金银花、连翘、鱼腥草、黄芩、甘草）。家长遂去医院咨询，药师告知，服用双歧杆菌三联活菌胶囊，应避免同时使用的中药有（　　）。

　　A.金银花　　　　　　　B.连翘　　　　　　　　　C.鱼腥草

　　D.甘草　　　　　　　　E.黄芩

10.下列关于老年人生理特点描述正确的是（　　）。

　　A.细胞数减少　　　　　　　　B.细胞内水分减少

　　C.组织局部血液灌流量减少　　D.总蛋白减少

　　E.记忆力增强

三、案例分析题（共10题，每题3分，共30分）

1.案例1

【处方描述】

（1）患者信息

性别：女　　年龄：43岁

（2）临床诊断：呕逆

（3）处方内容

蜜旋覆花9g^{（包煎）}　　　　吴茱萸5g　　　　黄连片5g　　　　麸炒枳实9g

紫苏梗10g　　　　　　　醋香附10g　　　蒸陈皮10g　　　竹茹10g

甘草片9g

共21剂，每日一剂，水煎400ml，分早晚2次饭后温服

2.案例2

【处方描述】

（1）患者信息

性别：男　　年龄：33岁

（2）临床诊断：胃痛［脾胃虚寒证］

（3）处方内容

炙黄芪9g　　　　　桂枝9g　　　　　酒白芍18g　　　　　　生姜6g

炙甘草9g　　　　　大枣6g　　　　　饴糖10g^{（兑服）}

共7剂，每日一剂，水煎400ml，分早晚2次饭后温服

3.案例3

【处方描述】

（1）患者信息

性别：女　　年龄：39岁

（2）临床诊断：头痛［气阴两伤证］

（3）处方内容

天麻15g　　　　　酒川芎15g　　　　　知母10g　　　　炒蒺藜10g

牡丹皮15g　　　　炙甘草5g　　　　　红花10g　　　　牛膝10g

栀子15g　　　　　夏天无10g　　　　黄芩片15g　　　白芍15g

钩藤10g^{（后下）}　　　白芷15g　　　　　决明子15g

共7剂，每日一剂，水煎400ml，分早晚2次饭后温服

4.案例4

【处方描述】

（1）患者信息

性别：女　　年龄：35岁

（2）临床诊断：胃痞［湿困脾胃证］

（3）处方内容

摩罗丹（浓缩丸）　　　　　1袋×21袋　　　1袋 tid po

5.案例5

【处方描述】

（1）患者信息

性别：男　　年龄：42岁

（2）临床诊断：左膝关节痛；左膝内侧半月板损伤；伤筋〔气滞血瘀证〕

（3）处方内容

尼美舒利分散片	50mg×14片	50mg bid po
复方南星止痛膏	1贴×14贴	1贴 qd 外用

6.案例6

【处方描述】

（1）患者信息

性别：女　　年龄：9岁

（2）临床诊断：喘息性支气管炎〔痰浊证〕

（3）处方内容

喘可治注射液	2ml×8支	4ml bid im

7.案例7

【处方描述】

（1）患者信息

性别：女　　年龄：59岁

（2）临床诊断：甲状腺切除术后；慢性肾病CKD5期

（3）处方内容

痰热清注射液	10ml×6支	20ml qd ivgtt
0.9%氯化钠注射液	250ml×3袋	250ml qd ivgtt
吸入用布地奈德混悬液	1mg×6支	1mg bid 雾化吸入
吸入用异丙托溴铵溶液	0.25mg×6支	0.25mg bid 雾化吸入
0.9%氯化钠注射液	10ml×6支	8ml bid 雾化吸入

8.案例8

【处方描述】

（1）患者信息

性别：男　　年龄：54岁

（2）临床诊断：感冒〔外感风热证〕

（3）处方内容

银黄颗粒	4g×10袋	4g bid po
双黄连口服液	10ml×10支	10ml tid po

9.案例9

【处方描述】

（1）患者信息

性别：女　　年龄：30岁

（2）临床诊断：妊娠骨折［血瘀证］

（3）处方内容

黄芩片9g	牡丹皮10g	川牛膝10g	土鳖虫3g
桑寄生10g	甘草片6g		

共5剂，每日一剂，水煎400ml，分早晚2次饭后温服

10.案例10

【处方描述】

（1）患者信息

性别：男　　年龄：3岁5个月

（2）临床诊断：便秘［脾虚便秘］

（3）处方内容

大黄5g	枳实5g	厚朴5g	甘草5g

共5剂，每天一剂，水煎煮为200ml，分早晚2次饭后温服

习题1参考答案解析

一、单选题（共50题，每题1分，共50分）

1.【答案】D。

【解析】处方中"三仙"指山楂、麦芽、神曲。

2.【答案】B。

【解析】白术在处方中调配应付的是麸炒品。麸炒白术能缓和燥性，借麸入中，增强健脾、消胀作用。用于脾胃不和，运化失常，食少胀满，倦怠乏力，表虚自汗。

3.【答案】C。

【解析】中药处方的后记包括医师签名或者加盖专用签章，药品金额以及审核、调配、核对、发药药师签名或者加盖专用签章。AB选项为中药处方"前记"内容。D选项为中药处方"正文"内容。

4.【答案】A。

【解析】桃仁属于种子类中药，捣碎后煎煮利于煎出有效成分。

5.【答案】C。

【解析】香附子、莎草根的正名是香附。

6.【答案】A。

【解析】红花破血，用量不宜过大。

7.【答案】A。

【解析】半夏生用有毒，一般都制用，最常见的有法半夏、姜半夏（制半夏）、清半夏，都有化痰功效。但姜半夏能温中降逆，故香砂六君丸、温胆汤、小陷胸汤用姜半夏，小青龙汤治疗痰多咳喘，用法半夏为宜。

8.【答案】D。

【解析】十九畏列述了九组十九味相畏药，具体是：硫黄畏朴硝（包括芒硝、玄明粉），水银畏砒霜，狼毒畏密陀僧，巴豆（包括巴豆霜）畏牵牛子（包括黑丑、白丑），丁香（包括母丁香）畏郁金，川乌（包括附子）、草乌畏犀角，芒硝（包括玄明粉）畏三棱，官桂畏石脂，人参畏五灵脂。

9.【答案】C。

【解析】根据患者症状可辨证为不寐，也就是失眠，医师开具的是利于睡眠的药物，所以睡前服用最合适。

10.【答案】B。

【解析】含有28种毒性中药饮片的处方，每次处方剂量不得超过二日极量。

11.【答案】B。

【解析】儿童每剂一般煎至100～300ml，成人每剂一般煎至400～600ml。

12.【答案】B。

【解析】盐黄柏苦燥之性缓和，滋阴降火、退虚热作用较强，多用于阴虚发热，骨蒸盗汗，遗精，足膝痿软，咳嗽咯血。

13.【答案】A。

【解析】处方直接写药名（或炒），需调配清炒品的有如紫苏子、莱菔子、谷芽、麦芽、王不留行、酸枣仁、蔓荆子、苍耳子、牛蒡子、白芥子等。

14.【答案】B。

【解析】白降丹，外用适量，研末调敷或作药捻，不可内服，具有腐蚀性。

15.【答案】C。

【解析】肉桂过量会发生血尿。

16.【答案】C。

【解析】川楝子，有小毒。用法用量：5～10g。外用适量，研末调涂。故题干给出的川楝子15g是超剂量的。

17.【答案】D。

【解析】高血压及失眠患者慎用麻黄。

18.【答案】B。

【解析】2020版《中国药典》规定朱砂不可入煎剂。

19.【答案】C。

【解析】2020版《中国药典》蜈蚣【用法与用量】项下规定为3～5g。

20.【答案】C。

【解析】根据现行版《中国药典》马钱子和天仙子中【性味与归经】项下记载。

21.【答案】D。

【解析】毒性反应一般可通过炮制或者配伍降低或者消除。

22.【答案】D。

【解析】艾迪注射液说明书［用法用量］注明"成人一次50～100ml，加入0.9%氯化钠注射液或5%～10%葡萄糖注射液400～450ml中静脉滴注"。本题中以5%葡萄糖注射液250ml配置稀释100ml艾迪注射液，溶媒用量明显不足造成药物浓度过高。

23.【答案】C。

【解析】瓜蒌皮注射液能行气除满，开胸除痹，用于痰浊阻络之冠心病，稳定型心绞痛。注射用丹参多酚酸盐能活血、化瘀、通脉，用于冠心病稳定型心绞痛，分级为Ⅰ、Ⅱ级，心绞痛症状表现为轻、中度，中医辨证为心血瘀阻证者，症见胸痛、胸闷、心悸。丹参川芎嗪注射液用于闭塞性脑血管疾病，如脑供血不全、脑血栓形成，脑栓塞及其他缺血性心血管疾病，如冠心病的胸闷、心绞痛、心肌梗死、缺血性卒中、血栓闭塞性脉管炎等症。注射用炎琥宁适用于病毒性肺炎和病毒性上呼吸道感染。

24.【答案】C。

【解析】《中成药临床应用指导原则》指出临床应用中药注射剂时应做到：（1）用药前应仔细询问过敏史，对过敏体质者应慎用。（2）严格按照药品说明书规定的功能主治使用，辨证施药，禁止超功能主治用药。（3）中药注射剂应按照药品说明书推荐的剂量、调配要求、给药速度和疗程使用药品，不超剂量、过快滴注和长期连续用药。（4）中药注射剂应单独使用，严禁混合配伍，谨慎联合用药。对长期使用的，在每疗程间要有一定的时间间隔。（5）加强用药监护。用药过程中应密切观察用药反应，发现异常，立即停药，必要时采取积极救治措施；尤其对老人、儿童、肝肾功能异常等特殊人群和初次使用中药注射剂的患者应慎重使用，加强监测。

25.【答案】D

【解析】《中成药临床应用指导原则》指出中药注射剂联合使用时，应遵循以下原则：1.两种以上中药注射剂联合使用，应遵循主治功效互补及增效减毒原则，符合中医传统配伍理论的要求，无配伍禁忌。2.谨慎联合用药，如确需联合使用时，应谨慎考虑中药注射剂的间隔时间以及药物相互作用等问题。3.需同时使用两种或两种以上中药注射剂，严禁混合配伍，应分开使用。除有特殊说明，中药注射剂不宜两个或两个以上品种同时共用一条通道。

26.【答案】D。

【解析】肾康注射液说明书［禁忌］注明"1.急性心功能衰竭者慎用；2.高血钾危象者慎用；3.过敏体质者禁用；4.有内出血倾向者禁用；5.孕妇及哺乳期妇女禁用。"

27.【答案】D。

【解析】鱼腥草注射液性凉，不适用于寒性病证，属于清热类中药注射剂。

28.【答案】D。

【解析】中成药是指以中药饮片为原料，在中医药理论指导下，按经药品监督管理行政部门批准的处方和制法大量生产，有特有的名称并标明功能主治、用法用量和规格，可经医生诊治后处方配给，也可由患者直接自行购用的药品。

29.【答案】B。

【解析】中成药临床应用基本原则包括：辨证用药、辨病辨证结合用药、剂型的选择、使用剂量的确定、合理选择给药途径。

30.【答案】A。

【解析】儿童合理应用中成药：应注意生理特殊性，根据不同年龄阶段儿童生理特点，选择恰当的药物和用药方法，儿童中成药用药剂量，必须兼顾有效性和安全性；宜优先选用儿童专用药，儿童专用中成药一般情况下说明书都列有与儿童年龄或体重相应的用药剂量，应根据推荐剂量选择相应药量。

31.【答案】B。

【解析】非儿童专用中成药应结合具体病情，在保证有效性和安全性的前提下，根据儿童年龄与体重选择相应药量。一般情况3岁以内的，服1/4成人量，3～5岁的，可服1/3成人量，5～10岁的可服1/2成人量，10岁以上与成人量相差不大即可。

32.【答案】D。

【解析】孕妇合理应用中成药，应选择对胎儿无损害的中成药；尽量采取口服途径给药，应慎重使用中药注射剂；根据中成药治疗效果，应尽量缩短妊娠期妇女用药疗程，及时减量或停药；可能导致妊娠期妇女流产或对胎儿有致畸作用的中成药，为妊娠禁忌，应禁止使用；可能会导致妊娠期妇女流产等副作用，属于妊娠慎用药物，应谨慎使用。

33.【答案】D。

【解析】含鞣质较多的中药或中成药，不可与维生素 B_1 或维生素 K 合用，因合用后会在体内生成难以吸收的结合物，使药效降低。

34.【答案】D。

【解析】舒肝丸含有芍药，具有解痉、镇痛作用。颠茄浸膏、阿托品具有解痉作用，对乙酰氨基酚具有镇痛作用，药理作用不属于相互拮抗。甲氧氯普胺能够促进胃肠道蠕动，拮抗舒肝丸药效。

35.【答案】B。

【解析】不同功效药物联用的辨证论治和禁忌：如附子理中丸与牛黄解毒片联用，附子理中丸系温中散寒之剂，适用于脾胃虚寒所致的胃脘痛、呕吐、腹泻等；而牛黄解毒片性质寒凉，为清热解毒泻火之剂，适用于火热毒邪炽盛于内而上扰清窍者，可见不加分析地盲目将两者合用是不适宜的。再如，盲目将附子理中丸与黄连上清丸、金匮肾气丸与牛黄解毒片等合用，均属不注意证候的不合理用药。

36.【答案】C。

【解析】单胺氧化酶抑制药呋喃唑酮通过抑制体内单胺氧化酶的活性，使单胺氧化酶类神经递质如去甲肾上腺素、多巴胺、5-羟色胺等神经递质不被破坏，而贮存于神经末梢中。此时若口服麻黄，所含麻黄碱可随血液循环至全身组织，促进单胺类神经递质的大量释放，引起头痛、恶心、呼吸困难、心律不齐、运动失调及心肌梗死等不良反应，严重时可出现高血压危象和脑出血，因此，临床上应避免联用。

37.【答案】B。

【解析】所谓安全，即保证用药安全。一名合格的药师在建议临床医师或指导患者使用中药或中成药时，必须把保证患者用药安全放在首位。无论所使用的药物是有毒者，还是无毒者，均应首先考虑所用药物是否安全，是否会对患者造成不良反应。同时在用药过程中，还要针对所用药物或出现的意外情况，建议医师或患者采取相应措施，以达到消除或减少药物不良反应之目的。

38.【答案】A。

【解析】酸性较强的药物联用，可酸化体液而使药物排泄减少，增加药物的毒副作用。含有机酸成分的中药，如乌梅、山茱萸、陈皮、木瓜、川芎、青皮、山楂、女贞子等与磺胺类、大环内酯类药物、利福平、阿司匹林等酸性药物合用时，因尿液酸化，可使磺胺类和大环内酯类药物的溶解性降低，增加磺胺类药物的肾毒性，导致尿中析出结晶，引起结晶尿或血尿；增加大环内酯类药物的肝毒性，甚至可引起听觉障碍；可使利福平和阿司匹林的排泄减少，加重肾脏的毒副作用。

39.【答案】B。

【解析】两种功效相似的中成药同用治疗一种病证，以起到增强疗效的协同作用。如用附子理中丸与四神丸合用，可以增强温肾运脾、涩肠止泻的功效。治疗脾肾阳虚之五更泄泻。

40.【答案】D。

【解析】用甘草与呋喃唑酮合用治疗肾盂肾炎，既可防止其肠道反应，又可保留呋喃唑酮的杀菌作用。地西泮有嗜睡等不良反应，若与苓桂术甘汤合用，地西泮用量只需常规用量的1/3，嗜睡等不良反应也因为并用中药而消除。丹参注射液、黄芪注射液、川芎嗪注射液等与低分子右旋糖酐、能量合剂等同用，可提高心肌梗死的抢救成功率。

41.【答案】B。

【解析】复方丹参滴丸和速效救心丸同属气滞血瘀型用药，其处方组成与功效基本相似，而且这一类的药物多数含有冰片，冰片不能过量使用，由于冰片药性寒凉，服用剂量过大易伤人脾胃，导致胃痛胃寒，在临床应用中使用其中一种即可。

42.【答案】D。

【解析】老年人在使用补益药时，开始时剂量宜轻逐渐增加，否则药力过猛，而病者虚不受补，反至萎顿。

43.【答案】C。

【解析】阿胶性滋腻，有碍消化，脾胃虚弱便溏者慎用。

44.【答案】A。

【解析】尽管苦楝皮、槟榔可用于小儿蛔虫病，但苦楝皮有毒，槟榔最善治绦虫，二者治疗小儿蛔虫病，一般均需配伍使用。南瓜子、鹤草芽主要用治绦虫。使君子可单独炒香，令小儿嚼服，一来小儿宜于服用，二来使君子驱杀蛔虫疗效确切，故答案宜选A。

45.【答案】D。

【解析】小儿消瘦、面色萎黄、厌食、大便溏稀，属于脾虚，可选用健脾和胃消食的山药、茯苓、白术、白扁豆、稻芽等。

46.【答案】C。

【解析】孕妇慎用药：多指通经祛瘀、行气、破滞及辛热滑利之品，如桃仁、红花、牛膝、大黄、枳实、附子、肉桂、干姜、木通、冬葵子、瞿麦等。

47.【答案】A。

【解析】哺乳期禁用的药物，主要是一些性味比较寒凉、大热以及一些作用比较强烈的有毒药物，如砒霜、水银、马钱子等，这些药物通过乳汁传给乳儿可能会引起中毒、腹痛、腹泻等症状，还会影响婴儿的成长发育。

48.【答案】B。

【解析】相关实验表明，当归配伍黄药子的减毒机制与当归能提高肝微粒体中P_{450}、GST、GSH-PX、SOD活性有关。也与当归抑制黄药子mRNA表达水平有关。

49.【答案】C。

【解析】雷公藤、草乌、益母草、蓖麻子、麻黄、北豆根等均可导致急性肾功能衰竭，而且含上述中药的一些制剂也可引起肾损害甚至急性肾功能衰竭。

50.【答案】A。

【解析】马兜铃、天仙藤、寻骨风等都含马兜铃酸，中毒就会造成肾小管的坏死，患者就会产生面部的浮肿或全身水肿，导致尿频和尿急，甚至还会有急慢性的肾衰。

二、多选题（共10道，每题2分，共20分）

1.【答案】AE。

【解析】需要后下的药物有：①气味芳香类饮片。因其含挥发性成分故不宜煎煮时间过久，以免其有效成分散失，一般在其他群药煎好前5～10分钟入煎即可，如降香、沉香、薄荷、砂仁、白豆蔻、鱼腥草等。②久煎后有效成分易被破坏的饮片，一般在其他群药煎好前10～15分钟入煎即可，如钩藤、苦杏仁、徐长卿、生大黄、番泻叶等。葶苈子需要包煎。羚羊角需要先煎、冲服。灶心土需要煎汤代水。

2.【答案】ABCE。

【解析】十九畏歌：硫黄原是火中精，朴硝一见便相争，水银莫与砒霜见，狼毒最怕密陀僧，巴豆性烈最为上，偏与牵牛不顺情，丁香莫与郁金见，牙硝难合京三棱，川乌草乌不顺犀，人参最怕五灵脂，官桂善能调冷气，若逢石脂便相欺，大凡修合看顺逆，炮爁炙煿莫相依。歌中官桂与赤石脂属于相畏关系。

3.【答案】ABCE。

【解析】罂粟壳必须凭有麻醉药处方权的执业医师签名的淡红色麻醉药处方方可调配，应于群药中，且与群药一起调配，不得单方发药，每张处方不得超过三日用量，连续使用不得超过七天，成人一次的常用量为每天3～6g。处方保存三年备查。D项应该是连续使用不得超过7日用量，每张处方的用量应该是不得超过3日用量。

4.【答案】CD。

【解析】速感康胶囊的主要成分有金银花、大青叶、山豆根、对乙酰氨基酚、马来酸氯苯那敏、维生素C；维C银翘片的主要成分有金银花、连翘、荆芥、淡豆豉、淡竹叶、牛蒡子、芦根、桔梗、甘草、马来酸氯苯那敏、对乙酰氨基酚、维生素C、薄荷油。

5.【答案】ABDE。

【解析】可能会导致妊娠期妇女流产等副作用，属于妊娠慎用药物，应谨慎使用。这类药物多数含有通经祛瘀类的桃仁、红花、牛膝、蒲黄、五灵脂、穿山甲、王不留行、虎杖、卷柏、三七等，行气破滞类枳实、大黄、芒硝、番泻叶、郁李仁等，辛热燥烈类的干姜、肉桂等，滑利通窍类的冬葵子、瞿麦、木通、漏芦等。

6.【答案】ABDE。

【解析】中药注射剂合理应用的基本原则包括：选用中药注射剂应严格掌握适应症，合理选择给药途径。辨证施药，严格掌握功能主治。严格掌握用法用量及疗程。用药前应仔细询问过敏史，对过敏体质者应慎用。对老年、儿童、肝肾功能异常患者等特殊人群和初次使用中药注射剂的患者应慎重使用，加强监测。加强用药监护。

7.【答案】ABCDE。

【解析】清开灵注射液说明书的［注意事项］注明"已确认清开灵注射液不能与硫酸庆大霉素、青霉素G钾、肾上腺素、乳糖酸红霉素、间羟胺、多巴胺等药物配伍使用。"

8.【答案】ADE。

【解析】附子、川乌、草乌毒性成分均为乌头碱。

9.【答案】ABCE。

【解析】金银花、连翘、鱼腥草、黄芩等及其中成药，不宜与菌类制剂如乳酶生、促菌生等联用，因金银花、连翘、鱼腥草、黄芩等具有较强抗菌作用，服用后抗菌的同时，还能抑制或降低西药菌类制剂的活性。

10.【答案】ABCD。

【解析】人进入老年期后各脏器的组织结构和生理功能都有不同程度的退行性改变，影响了药物在体内的吸收、分布、代谢和排泄过程。主要表现为细胞数减少、细胞内水分减少、组织局部血液灌流量减少、总蛋白减少等"四少"现象。

三、案例分析题（共10题，每题3分，共30分）

1.【处方问题】不规范处方：临床诊断书写不全；超疗程用药。（1分）

【处方分析】该处方临床诊断书写不全。诊断缺项会导致无法判断所选的药物与患者的证型是否相符。门诊处方一般不得超过7日用量，急诊处方一般不得超过3日用量；对于某些慢性病、老年病或特殊情况，处方用量可适当延长，但医师应当注明理由。该处方开具21剂且未注明用量延长理由，需注明理由方可调配。（1分）

【干预建议】建议医师将处方中医证型补充完整，并将处方剂量改为7剂，或注明用量延长理由。（1分）

2.【处方问题】用药不适宜处方：遴选的药品不适宜。（1分）

【处方分析】患者诊断为胃痛，证属脾胃虚寒，治法宜温中健脾，和胃止痛。所选用方剂为黄芪建中汤，炒白芍寒性已缓，长于养血和络，缓脾止痛。酒白芍酸寒之性降低，入血分，善于调经止血，柔肝止痛，用于肝郁血虚，胁痛腹痛，月经不调，四肢挛痛。因此选用白芍时宜选用炒白芍。（1分）

【干预建议】建议医师将酒白芍改为炒白芍。（1分）

3.【处方问题】用药不适宜处方：用药与中医证型不符。（1分）

【处方分析】患者中医证型为［气阴两伤证］，应治之以气阴双补法，但方中中药补气力弱。该方由天麻钩藤饮化裁而来，可平肝息风、补益肝肾、清热活血，用以治疗高血压病、急性脑血管病、更年期综合征等属肝肾不足、肝阳上亢者。该方用药与气阴两伤证不符，如使用此方可导致治疗效果不佳。（1分）

【干预建议】建议医师根据患者中医辨证重新开具处方。（1分）

4.【处方问题】用药不适宜处方：适应证不适宜。（1分）

【处方分析】根据摩罗丹说明书示，摩罗丹适应证为和胃降逆，健脾消胀，通络定痛，用于胃疼，胀满，痞闷，纳呆，嗳气，烧心。与患者临床诊断（胃痞［湿困脾胃证］）证型不相符。（1分）

【干预建议】建议医师根据中医辨证重新开具处方。（1分）

5.【处方问题】用药不适宜处方：用法、用量不适宜。（1分）

【处方分析】根据复方南星止痛膏说明书示：外贴，选最痛部位，最多贴3个部位，贴24小时，隔日1次，共贴3次，处方复方南星止痛膏共14贴一日一次，与说明书不符。（1分）

【干预建议】建议医师修改复方南星止痛膏的用量。（1分）

6.【处方问题】用药不适宜处方：特殊人群用量不适宜。（1分）

【处方分析】喘可治注射液用于哮证属肾虚挟痰证治疗，其用法用量推荐为：肌内注射。成人：一次4ml，一日2次。儿童：7岁以上，一次2ml，一日2次；7岁以下，一次1ml，一日2次。该患儿为9岁，使用喘可治注射液一次4ml，一日2次，超过说明书推荐的儿童用量。（1分）

【干预建议】用法用量改为2ml bid im。（1分）

7.【处方问题】不规范处方：中医证型缺项。用药不适宜处方：遴选的药品不适宜。（1分）

【处方分析】（1）痰热清注射液用于风温肺热病痰热阻肺证，包括肺炎早期、急性支气管炎、慢性支气管炎急性发作以及上呼吸道感染属上述证型者。甲状腺切除术后，可能出现声音嘶哑、呛咳等喉返神经、喉上神经损伤术后并发症，但不属于痰热清注射液的适应证范围，应辨证的基础上辨病使用。（0.5分）

（2）痰热清注射液说明书【禁忌】项明确指出：肝肾功能衰竭者禁用。本例患者诊断为慢性肾病CKD5期，禁用痰热清注射液。（0.5分）

【干预建议】停用痰热清注射液；如需使用中成药，应补充中医证型。（1分）

8.【处方问题】用药不适宜处方：重复用药。（1分）

【处方分析】银黄颗粒含有金银花、黄芩，功效为清热，解毒，消炎，用于急慢性扁桃体炎，急慢性咽喉炎，上呼吸道感染；双黄连口服液含有金银花、黄芩、连翘，功效为疏风解表，清热解毒，用于外感风热所致的感冒，症见发热、咳嗽、咽痛。二者均含有金银花、黄芩，功效主治基本相同，联用属于重复用药。（1分）

【干预建议】建议医师选择开具其中一种。（1分）

9.【处方问题】用药不适宜处方：违反妊娠禁忌。（1分）

【处方分析】2020年版《中国药典》土鳖虫【注意】项下孕妇禁用，该患者为妊娠患者，违反妊娠禁忌用药。（1分）

【干预建议】建议医师删除土鳖虫。（1分）

10.【处方问题】用药不适宜处方：遴选的药品不适宜。（1分）

【处方分析】患儿诊断为脾虚便秘，治则当健脾润肠为法。原患者处方为小承气汤剂加减，此方乃泻下剂，主治阳明腑实证，症见谵语、便秘、潮热，胸腹痞满，舌苔老黄，脉滑而疾；或痢疾初起，腹中胀痛，里急后重等。患

者为学龄前期儿童，脏腑形体未充，当以健脾治本，润肠治标，而不可仅用泻下剂图一时之快，而伤患儿机体与正气。（1分）

【干预建议】建议医师选用健脾润肠之方徐徐图之。（1分）

习题2

一、单选题（共50题，每题1分，共50分）

1.处方写二地丁，调配应付（   ）。

    A.蒲公英、紫花地丁　　　　　　B.鱼腥草、紫花地丁

    C.蒲公英、丁香　　　　　　　　D.紫花地丁、雷公藤

2.草河车的正名是（   ）。

    A.决明子　　　　　　　　　　　B.首乌藤

    C.香附　　　　　　　　　　　　D.重楼

3.某女，35岁。头痛，烦热干渴，舌红苔黄而干，医师处以玉女煎，其正确的服药指导是（   ）。

    A.冷服　　　　　　　　　　　　B.温服

    C.热服　　　　　　　　　　　　D.频服

4.妊娠慎用的中药是（   ）。

    A.牵牛子　　　　　　　　　　　B.当归

    C.荆芥　　　　　　　　　　　　D.薏苡仁

5.处方直接写药名，需调配蜜炙品的是（   ）。

    A.王不留行　　　　　　　　　　B.枳壳

    C.侧柏叶　　　　　　　　　　　D.枇杷叶

6.妊娠禁用的中药是（   ）。

    A.牵牛子　　　　　　　　　　　B.当归

    C.荆芥　　　　　　　　　　　　D.淫羊藿

7.某男，20岁。咳嗽声重，气急，咽痒，咳痰稀薄色白，常伴鼻塞，流清涕，头痛，肢体酸楚，舌苔薄白，脉浮紧。医师处以三拗汤（麻黄、苦杏仁、甘草）合止嗽散（桔梗、荆芥、甘草、白前、陈皮、百部、紫菀）加减。方中苦杏仁的特殊煎服法是（   ）。

A.先煎

B.后下

C.包煎

D.另煎

8.某女，40岁。腹部积块明显，质地较硬，固定不移，隐痛或刺痛，形体消瘦，纳谷减少，面色晦暗黧黑，面颈胸臂有血痣赤缕，舌质紫，有瘀斑，脉细涩。选用的膈下逐瘀汤方剂中的甘草，应给付的炮制品是（　　）。

A.醋甘草

B.甘草炭

C.生甘草

D.蜜炙甘草

9.下列相畏的配伍是（　　）。

A.半夏配生姜

B.甘草配甘遂

C.石膏配牛膝

D.柴胡配郁金

10.青光眼患者禁用的中药是（　　）。

A.闹羊花

B.白附子

C.马钱子

D.洋金花

11.根据中药"十八反"，与海藻相反的中药是（　　）。

A.瓜蒌

B.白芍

C.丹参

D.甘草

12.某男，36岁，因感冒初起，咽喉肿痛就诊。医师处方金银花、蒲公英、连翘、薄荷、甘草，代茶饮。代茶饮的服用方法是（　　）。

A.不拘时频服

B.1次顿服

C.每日服2次

D.每日服3次

13.只能外用的毒性中药是（　　）。

A.生附子

B.蟾酥

C.生甘遂

D.红粉

14.某女，34岁。咳嗽气粗，痰多黄稠，严重时痰中夹血或咳鲜血，伴胸闷烦热，汗出，口渴喜冷饮，舌质红，苔黄腻，脉滑数。该患者禁用的中药应是（　　）。

A.黄芩

B.猪牙皂

C.桑白皮

D.橘红

15.中药处方的饮片与中成药应当（　　）。

A.分别单独开具处方

B.合并开具处方

C.不用开处方

D.以上都对

16. 关于附子叙述不正确的是( )。

    A. 内服应用炮制品
    B. 内服入汤剂应先煎、久煎

    C. 临床内服剂量为 3~15g
    D. 蛋白质是其毒性成分

17. 砒石内服的用量是( )。

    A. 0.1~1g
    B. 0.1~0.4g

    C. 0.002~0.004g
    D. 0.005~0.01g

18. 下列哪种药物属于儿童禁用药( )。

    A. 罂粟壳
    B. 五味子

    C. 当归
    D. 白术

19. 升药主含( )。

    A. 氧化汞
    B. 氧化铁

    C. 硝酸银
    D. 硫酸钠

20. 第一个中药注射剂柴胡注射液的诞生年代是( )。

    A. 1941 年
    B. 1951 年

    C. 1945 年
    D. 1950 年

21. 腰痛给予野木瓜注射液 4ml 给腰椎束旁痛点封闭注射，审方药师发现该处方存在的问题是( )。

    A. 给药途径不当
    B. 超剂量使用

    C. 配制不规范
    D. 溶媒选用不当

22. 患者，女，46岁。头晕、心悸、胸闷 1 年余，加重 3 天，收治入院。病人体型肥胖，面色红润，声音洪亮。舌质淡黯，苔黄腻，舌根部苔尤厚，脉滑。诊断：冠心病，高胆固醇血症，证属痰浊蒙蔽兼血瘀证。予生脉注射液 50ml+5% 葡萄糖注射液 300ml 静脉滴注，每日 1 次。药师审方的过程中发现处方存在的问题是( )。

    A. 溶媒选用不当
    B. 特殊人群用药禁忌

    C. 用药与证型不符
    D. 配伍不合理

23. 使用中药注射剂时以下做法正确的是( )。

    A. 对过敏体质者应禁用

    B. 适当按照药品说明书规定的功能主治使用

    C. 中药注射剂应按照药品说明书推荐的调配要求用药

    D. 对长期使用中药注射剂的可连续用药

24.中西药注射剂联合使用时做法错误的是（   ）。

　　A.谨慎联合使用

　　B.充分考虑药物之间的相互作用

　　C.中成药与西药如存在禁忌，选择不同的给药通道使用即可

　　D.应避免有不良相互作用的中西药联合使用

25.茵栀黄注射液的溶媒应选择（   ）。

　　A.0.9%氯化钠注射液　　　　　　　B.浓氯化钠注射液

　　C.10%葡萄糖注射液　　　　　　　D.灭菌注射用水

26.肾康注射液的溶媒量应为（   ）。

　　A.100ml使用时用10%葡萄糖液300ml稀释

　　B.100ml使用时用10%葡萄糖液500ml稀释

　　C.100ml使用时用5%葡萄糖液500ml稀释

　　D.100ml使用时用5%葡萄糖液300ml稀释

27.中成药的特点包括（   ）。

　　A.经典处方　　　　　　　　　　　B.疗效明确

　　C.规范制剂　　　　　　　　　　　D.以上都对

28.不属于中成药联合用药原则的是（   ）。

　　A.多种中成药的联合应用，应遵循药效互补原则及增效减毒原则

　　B.药性峻烈的或含毒性成分的药物应避免重复使用

　　C.合并用药时，注意中成药的各药味、各成分间的配伍禁忌。

　　D.中成药不能采用内服与外用药联合使用

29.儿童服用非儿童专用中成药时，3岁以内的儿童应选择成人剂量的（   ）。

　　A.1/4　　　　　　　　　　　　　B.1/3

　　C.1/2　　　　　　　　　　　　　D.2/3

30.驱虫剂何时服用（   ）。

　　A.饭后　　　　　　　　　　　　　B.饭中

　　C.饭前　　　　　　　　　　　　　D.空腹

31.中西药联用时，可与皮质激素类药联用而减轻其副作用的是（   ）。

　　A.真武汤　　　　　　　　　　　　B.小青龙汤

　　C.桂枝汤　　　　　　　　　　　　D.四物汤

32.患者，女，30岁。妊娠7月余，近日咽喉肿痛、牙痛，欲自行服用新癀片。与上述西药成分联用，能增加酸性西药的解离，使作用时间和作用强度降低的中药是（　　）。

  A.山茱萸　　　　　　　　B.煅龙骨

  C.木瓜　　　　　　　　　D.女贞子

33.影响药物透过生物膜吸收的中西药联用药组是（　　）。

  A.乌梅与阿司匹林　　　　B.石膏与四环素

  C.麻黄与呋喃唑酮　　　　D.大黄与利福平

34.某男，56岁。遍体浮肿，腹胀，二便不利，服用峻下逐水的舟车丸，为防伤正气，可联用的中成药是（　　）。

  A.二陈丸　　　　　　　　B.麻仁丸

  C.四君子丸　　　　　　　D.附子理中丸

35.具有协同增效作用的中西药联合用药组是（　　）。

  A.山楂与磺胺嘧啶　　　　B.金银花与青霉素

  C.山茱萸与林可霉素　　　　　D.五倍子与多酶片

36.处方有效期最长不得超过（　　）。

  A.2天　　　　　　　　　B.3天

  C.5天　　　　　　　　　D.7天

37.老年人服用地高辛不宜同时服用的中成药是（　　）。

  A.麝香保心丸　　　　　　B.六味地黄丸

  C.人参鹿茸丸　　　　　　D.银杏叶制剂

38.某女，45岁。患有类风湿性关节炎，长期服用解热镇痛药，近期咽喉肿痛，牙痛，邻居介绍服用新癀片。患者购药时向药师咨询，希望了解该药的更多信息。要是询问患者一般情况和用药目的后，结合病人既往治疗情况，阻止了该患者购买新癀片。因为新癀片含有解热镇痛药，为防止重复用药，药师阻止了患者购药，新癀片所含的化学成分是（　　）。

  A.双氯芬酸　　　　　　　B.对乙酰氨基酚

  C.布洛芬　　　　　　　　D.吲哚美辛

39.能使氨基糖苷类抗生素排泄减少，吸收增加，易引起暂时性或永久性耳聋的中药是（　　）。

A.芒硝　　　　　　　　　　B.雄黄

C.硼砂　　　　　　　　　　D.石膏

40.患者，男，56岁，患高血压病服用吲达帕胺，后因血压控制不理想，自行加服珍菊降压片。近期感觉胸闷、心悸、乏力。到医院就诊。医师认为患者出现的症状与其自行加服珍菊降压片有关。珍菊降压片和吲达帕胺合用，最常见的不良反应是（　　）。

A.低血糖　　　　　　　　　B.血小板减少

C.白细胞减少　　　　　　　D.低血钾

41.患者，男，35岁，因患肺结核服用抗结核药治疗，出现肝功能损害。医生建议加用中药，能够减轻抗结核药肝损伤的方剂是（　　）。

A.玉屏风散　　　　　　　　B.逍遥散

C.六君子汤　　　　　　　　D.理中汤

42.不宜与三溴片合用的中成药是（　　）。

A.天王补心丸　　　　　　　B.镇惊丸

C.百乐眠胶囊　　　　　　　D.乌灵胶囊

43.以下关于老年人的用药错误的是（　　）。

A.使用解表药时，宜使用发汗力强的解表药

B.使用泻下药时，宜使用润肠通便的药物

C.使用补益药时，开始时剂量宜轻逐渐增加

D.用清热药时，脾胃虚弱者应慎用

44.以下有关婴幼儿使用补益药的表述正确的是（　　）。

A.虚则补之　　　　　　　　B.随时都可以服用

C.攻补兼施　　　　　　　　D.无论虚与不虚都可以服用

45.下列不属于婴幼儿合理应用中药的原则的是（　　）。

A.用药及时　　　　　　　　B.用量宜轻

C.虚则大补　　　　　　　　D.宜佐以凉肝定惊之品

46.下列各项中，不属于妊娠绝对禁用的药物是（　　）。

A.麝香　　　　　　　　　　B.巴豆

C.大戟　　　　　　　　　　D.半夏

47.下列各项中，不属于哺乳期妇女慎用的药物是（　　）。

A.炒麦芽　　　　　　　　　B.红花

C.花椒　　　　　　　　　　　D.芒硝

48.长期服用以下哪种中药有可能导致肝脏局部坏死（　　）。

　　A.朱砂　　　　　　　　　　　B.砒石

　　C.轻粉　　　　　　　　　　　D.以上都是

49.肾功能不全慎用的中药是（　　）。

　　A.苦杏仁　　　　　　　　　　B.艾叶

　　C.雷公藤　　　　　　　　　　D.忍冬藤

50.能行气止痛解毒消肿但肾功能不全者忌用的药是（　　）。

　　A.青木香　　　　　　　　　　B.佛手

　　C.乌药　　　　　　　　　　　D.玫瑰花

二、多选题（共10道，每题2分，共20分）

1.下述药物中，无需烊化的是（　　）。

　　A.豆蔻　　　　　　B.海金沙　　　　　　C.桂枝

　　D.牡蛎　　　　　　E.阿胶

2.医生处方时会将几种疗效基础相似或协同作用的饮片缩写在一起并开，炒四仙应付的饮片有（　　）。

　　A.炒山楂　　　　　B.炒槟榔　　　　　　C.炒谷芽

　　D.炒神曲　　　　　E.炒麦芽

3.老年慢性病患者长期服用中药应注意的事项有（　　）。

　　A.从最小剂量开始服药

　　B.为增强疗效，可加大服用剂量，并坚持长期服用

　　C.辨证用药，严格掌握适应病证

　　D.服用多种药物时，注意药物相互作用，间隔服药

　　E.对体质较弱的患者不随意加减

4.下列属于中成药联合使用原则的是（　　）。

　　A.当疾病复杂，一个中成药不能满足所有证候时，可以联合应用多种中成药

　　B.多种中成药的联合应用，应遵循药效互补原则及增效减毒原则

　　C.药性峻烈的或含毒性成分的药物应避免重复使用

　　D.合并用药时，注意中成药的各药味、各成分间的配伍禁忌

　　E.功能相同或基本相同的中成药原则上不宜叠加使用

5.既能肌内注射又能静脉滴注的中药注射剂有（　　）。

  A.艾迪注射液　　　　B.康莱特注射液　　　　C.华蟾素注射液

  D.复方苦参注射液　E.鸦胆子油乳注射液

6.医疗用毒性中药的有（　　）。

  A.生半夏　　　　　　B.生天南星　　　　　　C.生川乌

  D.生草乌　　　　　　E.生甘遂

7.与氨茶碱合用会发生酸碱中和反应而降低或失去药效的中药（　　）。

  A.乌梅　　　　　　　B.木瓜　　　　　　　　C.山楂

  D.麻黄　　　　　　　E.女贞子

8.具有协同增效作用的中西药联用药组有（　　）。

  A.甘草与呋喃唑酮联用治疗肾盂肾炎

  B.黄连、黄柏与磺胺甲基异噁唑联用治疗痢疾

  C.甘草与氢化可的松联用于抗炎

  D.丹参注射液与间羟胺联用于升压

  E.柴胡桂枝汤与苯妥英钠联用治疗癫痫

9.不宜与四环素类药物合用的中药有（　　）。

  A.磁石　　　　　　　B.牡蛎　　　　　　　　C.海螵蛸

  D.珍珠母　　　　　　E.山楂

10.小儿机体正处于生长发育阶段，不论在肌肤，脏腑、筋骨、津液等方面均柔弱不足，新陈代谢旺盛，吸收、排泄都较快，对药物敏感性强，关于小儿用药原则的说法，正确的有（　　）。

  A.小儿得病急，变化快，因此要及时用药

  B.小儿脏腑娇嫩，对药敏感，处方要精，用量要轻

  C.小儿脏气清灵，若为风热表证，当以辛凉解散表邪

  D.小儿脾气不足，治疗宜佐以健脾和胃、消食导滞之品

  E.小儿出现壮热、烦躁、惊风等症，宜佐以平肝息风之品

三、案例分析题（共10题，每题3分，共30分）

1.案例1

【处方描述】

（1）患者信息

性别：男　　年龄：20岁

（2）临床诊断：咳嗽

（3）处方内容

炒紫苏子10g	葶苈子10g	法半夏9g	当归10g
姜厚朴10g	前胡10g	肉桂5g	甘草片5g

共7剂，每日一剂，水煎400ml，分早晚2次饭后温服

2.案例2

【处方描述】

（1）患者信息

性别：男　　年龄：22岁

（2）临床诊断：感冒［风寒束表证］

（3）处方内容

金银花15g	连翘10g	薄荷5g^{（后下）}	炒牛蒡子10g
荆芥穗10g	淡豆豉8g	芦根30g	淡竹叶10g
桔梗10g	蝉蜕5g	甘草片10g	

共7剂，每日一剂，水煎400ml，分早晚2次饭后温服

3.案例2

【处方描述】

（1）患者信息

性别：女　　年龄：27岁

（2）临床诊断：支气管哮喘；消化不良［食滞胃脘证］

（3）处方内容

氨茶碱片	0.1g×21片	0.1g tid po
保和丸	6g×10袋	6g tid po

4.案例4

【处方描述】

（1）患者信息

性别：女　　年龄：62岁

（2）临床诊断：冠心病［心气虚证］

（3）处方用药

复方丹参滴丸	27mg×900丸	10丸 tid po

通心络胶囊	0.26g×540粒	6粒 tid po×30天

5.案例5

【处方描述】

（1）患者信息

性别：女　　年龄：53岁

（2）临床诊断：糖耐量异常；黄疸［湿热证］

（3）处方内容

苦黄注射液	10ml×21支	30ml qd ivgtt
0.9%氯化钠注射液	250ml×7袋	250ml qd ivgtt

6.案例6

【处方描述】

（1）患者信息

性别：男　　年龄：64岁

（2）临床诊断：冠心病；慢性肾衰竭［气滞血瘀证］

（3）处方内容

大株红景天注射液	10ml×6支	10ml qd ivgtt
5%葡萄糖注射液	100ml×6袋	100ml qd ivgtt

7.案例7

【处方描述】

（1）患者信息

性别：男　　年龄：37岁

（2）临床诊断：肱骨骨折［气滞血瘀证］

（3）处方内容

注射用红花黄色素	150mg×7瓶	150mg qd ivgtt
0.9%氯化钠注射液	250ml×7袋	250ml qd ivgtt
血栓通注射液	5ml×7支	5ml bid ivgtt
10%葡萄糖注射液	100ml×7袋	100ml bid ivgtt
复方当归注射液	2ml×28支	4ml qd im

8.案例8

【处方描述】

（1）患者信息

性别：女　　年龄：34岁

（2）临床诊断：发热；咳嗽［外感风邪证］

（3）处方内容

处方1

麻黄10g	燀杏仁10g	生石膏30g^{（先煎）}	防风10g

麻黄10g　　　　燀杏仁10g　　　　生石膏30g^{（先煎）}　　防风10g

紫苏叶10g^{（后下）}　　炒苍耳子5g　　　甘草片6g

共5剂，每日一剂，水煎400ml，分早晚2次饭后温服

处方2

麻杏止咳片　　　0.26g×20片　　　0.78g tid po

9.案例9

【处方描述】

（1）患者信息

性别：女　　年龄：40岁

（2）临床诊断：咳嗽［痰热证］；痹病［肝肾不足证］

（3）处方内容

处方1

姜竹茹10g　　　人参叶10g　　　淫羊藿10g　　瓜蒌皮10g

桔梗20g　　　　浙贝母15g　　　甘草片5g　　　枇杷叶10g

共5剂，每日一剂，水煎400ml，分早晚2次饭后温服

处方2

天麻丸　　　　36g/瓶×1瓶　　　6g tid po

10.案例10

【处方描述】

（1）患者信息

性别：男　　年龄：85岁

（2）临床诊断：便秘［阴虚肠燥证］

（3）处方

火麻仁15g   大黄20g^{（后下）}   麸炒枳实10g   姜厚朴10g

燀苦杏仁10g   白芍10g   炙甘草5g

共14剂，每日一剂，水煎200ml，分早晚2次饭后温服

习题 2 参考答案解析

一、单选题（共50题，每题1分，共50分）

1.【答案】A。

【解析】处方写二地丁，调配应付蒲公英、紫花地丁。

2.【答案】D。

【解析】草河车、蚤休、七叶一枝花的正名是重楼。决明子为草决明、马蹄决明的正名。首乌藤为夜交藤的正名。

3.【答案】A。

【解析】冷服通常适用于解毒药、止吐药、热证药、清热祛暑药，如中毒患者服用热药易促进毒药扩散，因此冷服为宜。治疗热证用寒药宜冷服，如玉女煎清胃滋阴，治水亏火盛、烦热干渴，即宜冷服。如出现真寒假热之证也应热药冷服，以防格拒药势。此外，如蚕矢汤、鸡鸣散等，古人亦要求冷服。一般汤剂均适宜温服，对于丸、散、胶囊、片剂等固体剂型除有特殊规定外，通常用温开水送服。温服一方面可和胃益脾，避免损伤脾阳，如补益类的汤药以及散寒的当归四逆汤等。另一方面可减轻药物对胃肠道的刺激，如乳香、没药、瓜蒌仁等。热服适用于解表药、寒证药以助药力，如解表药需趁热服用，服后须温覆衣被，或啜热稀粥以助发汗，如桂枝汤、麻黄汤，治疗寒证用热药宜热服，如出现真热假寒之证也应寒药热服。频服多用于病变在上焦者，如咽喉病，旨在服药时取少量多服的方法。连服多用于急病和危重症的治疗。

4.【答案】D。

【解析】薏苡仁属于利水渗湿药，孕妇慎用，妊娠慎用药一般包括活血祛瘀、破气行滞、攻下通便、辛热及滑利类的中药。

5.【答案】D。

【解析】处方直接写药名（或炒或炙），需调配蜜炙品得有枇杷叶。

6.【答案】A。

【解析】牵牛子为峻下逐水药，且有毒，孕妇禁用。妊娠禁用药多为剧毒或性能峻猛的中药。

7.【答案】B。

【解析】后下的目的是为了缩短药物的煎煮时间，减少药物因煎煮时间过久所造成的成分散失，一般来说，在其他群药文火煎煮15～20分钟后，放入需后下的饮片再煎煮5～10分钟即可。需要后下的药物有：①气味芳香类饮片。因其含挥发性成分故不宜煎煮时间过久，以免其有效成分散失，一般在其他群药煎好前5～10分钟入煎即可，如降香、沉香、薄荷、砂仁、白豆蔻、鱼腥草等。②久煎后有效成分易被破坏的饮片，一般在其他群药煎好前10～15分钟入煎即可，如钩藤、苦杏仁、徐长卿、生大黄、番泻叶等。

8.【答案】D。

【解析】膈下逐瘀汤出自清代《医林改错》，选用炙甘草，长于补脾益气，缓急止痛。甘草炮制品主要有生甘草、蜜炙甘草两种，二者均具补脾益气，祛痰止咳，缓急止痛，调和诸药之效，但各有专长。生甘草味甘偏凉，长于清热解毒，祛痰止咳，多用于肺热咳嗽、痰黄，咽喉肿痛，痈疽疮毒，食物中毒，药物中毒等。蜜炙甘草味甘偏温，以补脾和胃，益气复脉力胜，主治脾胃虚弱，倦怠乏力，心动悸，脉结代等。

9.【答案】A。

【解析】半夏的毒性能被生姜减轻或消除，为相畏。石膏配牛膝治疗胃火上炎、齿龈肿痛，以石膏清胃降火为主，牛膝引火下行为辅，增强石膏降火作用，为相使。

10.【答案】D。

【解析】洋金花注意事项：孕妇外感及痰热咳喘、青光眼、高血压及心动过速者禁用。

11.【答案】D。

【解析】根据十八反"藻戟遂芫俱战草"得出：与海藻有配伍禁忌的中药是甘草。

12.【答案】A。

【解析】汤剂代茶饮不拘时频服。

13.【答案】D。

【解析】红粉：只可外用，不可内服。外用亦不宜久用；孕妇禁用。

14.【答案】B。

【解析】题干中患者有吐血表现，而猪牙皂对于咯血、吐血者禁用。

15.【答案】A。

【解析】根据《中药处方格式及书写规范》，中药饮片与中成药应当分别单独开具处方。

16.【答案】D。

【解析】附子的毒性成分为双酯型生物碱。

17.【答案】C。

【解析】2020版《中国药典》砒石【用法与用量】项下规定为0.002 ~ 0.004g。

18.【答案】A。

【解析】2020版《中国药典》规定罂粟壳为儿童禁用药。

19.【答案】A。

【解析】升药主含氧化汞。

20.【答案】A。

【解析】自1941年第一个中药注射剂柴胡注射液诞生用于防治流感，至今经国家批准生产使用的中药注射剂已有一百多种，在临床疾病治疗中发挥了独特的作用。

21.【答案】A。

【解析】野木瓜注射液说明书注明给药途径和方式为"肌内注射"，题目中用于腰椎束旁痛点封闭注射液，属于给药途径或给药方式不当。

22.【答案】C。

【解析】生脉注射液由人参、麦冬、五味子组成，能益气养阴、敛汗生津，用于中医辨证属气阴两虚者，但挟痰湿者不宜用。题中患者证属痰浊蒙蔽兼血瘀证，用该药则助湿生痰，属用药与证型不符。

23.【答案】C

【解析】《中成药临床应用指导原则》指出临床应用中药注射剂时应做到：（1）用药前应仔细询问过敏史，对过敏体质者应慎用。（2）严格按照药品说明书规定的功能主治使用，辨证施药，禁止超功能主治用药。（3）中药注射剂应按照药品说明书推荐的剂量、调配要求、给药速度和疗程使用药品，不超剂量、过快滴注和长期连续用药。（4）中药注射剂应单独使用，严禁混合配伍，谨慎联合用药。对长期使用的，在每疗程间要有一定的时间间隔。（5）加强用药监护。用药过程中应密切观察用药反应，发现异常，立即停药，必要时采取积极救治措施；尤其对老人、儿童、肝肾功能异常等特殊人群和初次使用中药注射剂的患者应慎重使用，加强监测。

24.【答案】C。

【解析】《中成药临床应用指导原则》指出中西药注射剂联合使用时，应遵循以下原则：1.中成药与西药如无明确禁忌，可以联合应用，给药途径相同的，应分开使用。2.应避免副作用相似的中西药联合使用，也应避免有不良相互作用的中西药联合使用。3.谨慎联合使用。如果中西药注射剂确需联合用药，应根据中西医诊断和各自的用药原则选药，充分考虑药物之间的相互作用，尽可能减少联用药物的种数和剂量，根据临床情况及时调整用药。4.中西注射剂联用，尽可能选择不同的给药途径（如穴位注射、静脉注射）。必须同一途径用药时，应将中西药分开使用，谨慎考虑两种注射剂的使用间隔时间以及药物相互作用，严禁混合配伍。

25.【答案】C。

【解析】茵栀黄注射液的说明书［用法用量］注明"静脉滴注。一次10～20ml，用10%葡萄糖注射液250～500ml稀释后滴注；症状缓解后可改用肌内注射，一日2～4ml。"

26.【答案】A。

【解析】肾康注射液说明书［用法用量］注明"静脉滴注，一次100ml（5支），一日一次，使用时用10%葡萄糖液300ml稀释。每分钟20～30滴。疗程4周。"

27.【答案】B。

【解析】中成药具有性质稳定，疗效确切，毒副作用相对较小，且服用、携带、贮藏保管比较方便的优点。

28.【答案】D。

【解析】多种中成药的联合应用，应遵循药效互补原则及增效减毒原则；功能相同或基本相同的中成药原则上不宜叠加使用；药性峻烈的或含毒性成分的药物应避免重复使用。

29.【答案】A。

【解析】非儿童专用中成药应结合具体病情，在保证有效性和安全性的前提下，根据儿童年龄与体重选择相应药量。一般情况3岁以内的，服1/4成人量，3～5岁的，可服1/3成人量，5～10岁的可服1/2成人量，10岁以上与成人量相差不大即可。

30.【答案】D。

【解析】驱虫剂是以苦楝根皮、雷丸、槟榔、使君子、南瓜子等药物为主组成，具有驱虫或杀虫作用，用以治疗人体消化道寄生虫病的中成药。宜空腹服，尤以临睡前服用为妥，忌油腻香甜食物。

31.【答案】C。

【解析】桂枝汤类、人参类方剂与皮质激素类药联用，可减少激素的用量和副作用。木防己汤、真武汤、越婢加术汤、分消汤等与西药利尿药联用，可减轻因应用西药利尿药而导致的口渴等副作用。但排钾性利尿药不宜与含甘草类的中药复方联用，以避免乙型醛固酮增多症。

32.【答案】B

【解析】碱性中药，如煅牡蛎、煅龙骨、红灵散、女金丹、痧气散、乌贝散、陈香露白露片等，可碱化尿液，与酸性药物，如诺氟沙星、呋喃妥因、吲哚美辛、头孢类抗生素等联用时，增加酸性西药的解离，排泄加快，使作用时间和作用强度降低。含有机酸成分的中药，如乌梅、山茱萸、陈皮、木瓜、川芎、青皮、山楂、女贞子等，与一些碱性药物，如氢氧化铝、氢氧化钙、碳酸钙、枸橼酸镁、碳酸氢钠、氨茶碱、氨基糖苷类抗生素等合用时，会发生酸碱中和反应，加快排泄而降低或失去药效。上述含有机酸成分的中药与磺胺类药物、利福平、阿司匹林等酸性药物合用时，因尿液酸化，可使磺胺类药物的溶解性降低，导致尿中析出结晶，引起结晶尿或血尿，增加磺胺类药物的肾毒性；可使利福平和阿司匹林的排泄减少，加重肾脏的毒副作用。

33.【答案】D。

【解析】含鞣质较多的大黄不宜与利福平同用，因为鞣质具有吸附作用，使利福平透过生物膜的吸收量减少。

34.【答案】C。

【**解析**】二便不通，阳实水肿，可用峻下通水的舟车丸，但为使峻下而不伤正气，常配合四君子丸同用。

35.【**答案**】B。

【**解析**】许多中西药联用后，均能使疗效提高，有时很显著地呈现协同作用，金银花能加强青霉素对耐药性金黄色葡萄球菌的杀菌作用。

36.【**答案**】B。

【**解析**】处方一般以当日有效，特殊情况下需延长有效期的，由开具处方的医师注明有效期，但最长不得超过3天。

37.【**答案**】A。

【**解析**】对于老年人应用中药时，首先要熟悉品种，恰当选择应用。麝香保心丸中所含蟾酥的基本化学结构与强心苷类似，具有与地高辛类似的作用，容易诱发中毒。

38.【**答案**】D。

【**解析**】新癀片所含的化学成分是吲哚美辛。

39.【**答案**】C。

【**解析**】硼砂能使氨基糖苷抗生素排泄减少，吸收增加，易引起暂时性或永久性耳聋。

40.【**答案**】D。

【**解析**】珍菊降压片含氢氯噻嗪，含氢氯噻嗪的中成药最常见的不良反应——低血钾。

41.【**答案**】B。

【**解析**】逍遥散有保肝的作用，与西药抗结核药联用，能减轻西药抗结核药对肝的损害。

42.【**答案**】B。

【**解析**】镇惊丸中含有朱砂，三溴片易与朱砂中的汞结合形成一种非常有毒的物质溴化汞，可引起恶心、呕吐、腹痛、腹泻等反应。

43.【**答案**】A。

【**解析**】老年人在使用解表药时，不宜使用发汗力强的解表药，不可使之出汗过多，以免损耗阳气和津液，一般应扶正解表。

44.【**答案**】A。

【**解析**】婴幼儿不宜滥用滋补之品。小儿生机旺盛，宜饮食调理，不宜滥用滋补之品，否则会使机体阴阳失衡，伤及脏腑气机。

45.【答案】C。

【解析】小儿慎补，所以C项说法错误，故本题答案选C。

46.【答案】D。

【解析】孕妇禁用药物，指毒性较强或药性猛烈的药物，如巴豆、牵牛子、大戟、商陆、麝香、三棱、莪术、水蛭、斑蝥、雄黄、砒霜等。

47.【答案】B。

【解析】有些中药具有回乳的功效，如炒麦芽、花椒、芒硝等，因此哺乳期妇女不可轻易服用。

48.【答案】D。

【解析】朱砂、轻粉含有的杂质游离汞（Hg^{2+}）与蛋白质的巯基有很强的亲和力，它与血液中的血红蛋白和血浆蛋白结合并随血液循环到达人体的各组织器官，易造成蓄积中毒。砒石其毒性成分主要是三氧化二砷（As_2O_3），其原浆毒作用可抑制含巯基酶活性，使肝脂肪变性，肝小叶中心坏死，心、肠充血，上皮细胞坏死。

49.【答案】C。

【解析】雷公藤、草乌、益母草、蓖麻子、麻黄、北豆根等均可导致急性肾功能衰竭，而且含上述中药的一些制剂也可引起肾损害甚至急性肾功能衰竭。

50.【答案】A。

【解析】青木香行气止痛解毒消肿，但其含马兜铃酸对肾脏有损伤。

二、多选题（共10道，每题2分，共20分）

1.【答案】ABCD。

【解析】由于阿胶块质地较硬，溶化较慢，如果直接煎服可能与其他药材同煎煮容易粘附于其他药渣上或锅底上，即浪费药材又容易焦糊。因此，需要烊化兑服。

2.【答案】ABDE。

【解析】炒四仙：炒山楂，炒麦芽，炒神曲，炒槟榔。

3.【答案】ACDE。

【解析】老年慢性病患者应从小剂量开始服用，故选ACDE。

4.【答案】ABCDE。

【解析】中成药的联合使用，应遵循药效互补及增效减毒原则；功能相同或基本相同的中成药原则上不宜叠加使用；药性猛烈的或含毒性成分的药物应避免重复使用；要注意中成药各药味、各成分间的配伍禁忌。

5.【答案】CD。

【解析】艾迪注射液、康莱特注射液、鸦胆子油乳注射液说明书［用法用量］注明均为静脉滴注，华蟾素注射液、复方苦参注射液既能肌内注射又能静脉滴注。

6.【答案】ABCDE。

【解析】医疗用毒性中药包括生半夏、生天南星、生川乌、生草乌、生甘遂、生天仙子等28种。

7.【答案】ABCE。

【解析】含有机酸成分的中药如乌梅、山茱萸、陈皮、木瓜、川芎、青皮、山楂、女贞子等，与一些碱性药物如氢氧化铝、氢氧化钙、碳酸钙、枸橼酸镁、碳酸氢钠、氨茶碱、氨基糖苷类抗生素等合用时，会发生酸碱中和而降低或失去药效。

8.【答案】ABCDE。

【解析】甘草与呋喃唑酮联用治疗肾盂肾炎，可防止呋喃唑酮的胃肠道反应，又可保留其杀菌作用。柴胡桂枝汤与苯妥英钠联用治疗癫痫可以减少癫痫药的用量及肝损害、嗜睡等副作用。丹参注射液与间羟胺可加强升压作用，还能减少对升压药的依赖。

9.【答案】BCDE。

【解析】四环素类药不可与海螵蛸、牡蛎、鹿角霜、龙骨、龟板、珍珠母、鳖甲、山楂、神曲、麦芽等含钙的、含酶的中药合用，否则会降低疗效，失去杀菌消炎的作用。

10.【答案】ABCDE。

【解析】婴幼儿患者合理应用中药的原则有：

（1）用药及时，用量宜轻。小儿得病急，变化快，因此用药要及时。小儿脏腑娇嫩，对药敏感，处方要精，用量要轻。

（2）宜用轻清之品。小儿脏气清灵，对大苦、大辛、大寒、大热、攻伐和药性猛烈的药物要慎用。若为风热表证，当以辛凉解散表邪，以银翘散、桑菊饮为主。

（3）宜佐健脾和胃之品。小儿脾气不足，消化能力差，因此应佐以健脾和胃，消食导滞之山药、山楂、陈皮、六神曲、麦芽、鸡内金、白术等。

（4）宜佐凉肝定惊之品。救治小儿疾病特别是外感病邪，出现壮热、烦躁、惊惕等症，则应在清热透解之时，佐以平肝息风之蝉蜕、钩藤、僵蚕、地龙等。

（5）不宜滥用滋补之品。小儿生机旺盛，宜饮食调理，不宜滥用滋补之品，否则会使机体阴阳失衡，伤及脏腑气机。

三、案例分析题（共10题，每题3分，共30分）

1.【处方问题】不规范处方：临床诊断书写不全；处方未按要求标注药物煎煮等特殊要求。（1分）

【处方分析】该处方前记内容中医诊断缺项，只有病名没有证。根据《医院处方点评管理规范（试行）》的要求，开具处方未写临床诊断或临床诊断书写不全的处方属于用药不规范处方中的临床诊断书写不全。诊断缺项会导致无法判断所选的药物与患者的证型是否相符。（0.5分）

葶苈子为种子类药材，含有较多黏液质类成分，煎煮过程中吸水膨胀后易沉降结底，引起糊锅，因此需要包煎。（0.5分）

【干预建议】建议医师补充中医证型以便审核；补充特殊煎煮标注，葶苈子应在右上角标注"包煎"。（1分）

2.【处方问题】用药不适宜处方：用药与中医证型不符。（1分）

【处方分析】该方为银翘散加减而成，功效为辛凉透表，清热解毒。用于风热感冒，发热头痛，口干咳嗽，咽喉疼痛，小便短赤。而患者中医证型为风寒束表，治以辛温解表，宣肺散寒。（1分）

【干预建议】建议医师根据患者辨证情况重新开具处方。（1分）

3.【处方问题】用药不适宜处方：联合用药不适宜。（1分）

【处方分析】保和丸成分中含有中药陈皮、山楂，富含有机酸，不宜与含有碱性的成分西药氨茶碱联用，酸碱性不同的中西药联用时会产生中和作用，降低疗效。（1分）

【干预建议】建议医师将保和丸更换为其他助消化药物。（1分）

4.【处方问题】用药不适宜处方：适应证不适宜（0.5分）；用量不适宜。（0.5分）

【处方分析】复方丹参滴丸能够活血化瘀、理气止痛，用于治疗气滞血瘀所致的胸痹心痛，与患者临床诊断（冠心病［心气虚证］）证型不相符。通心络胶囊说明书【用法用量】一次2~4粒，该处方是6粒，超剂量使用。（1分）

【干预建议】建议医师暂停使用复方丹参滴丸，并修改通心络胶囊的用量。（1分）

5.【处方问题】用药不适宜处方：溶媒选择不当。（1分）

【处方分析】苦黄注射液说明书推荐用法用量，使用5%或10%葡萄糖注射液稀释，每500ml葡萄糖注射液最多可稀释本品60ml。该处方使用0.9%氯化钠注射液作为配伍溶媒，选择不适宜。（1分）

【干预建议】改用5%或10%葡萄糖注射液配伍。（1分）

6.【处方问题】用药不适宜处方：溶媒量不足。（1分）

【处方分析】大株红景天注射液说明书规定用法用量为：一次10ml，加入250ml的5%葡萄糖注射液中，一日1次。本例处方溶媒量不足，易导致中药不溶性微粒数增多，出现不良反应。（1分）

【干预建议】增加溶媒量。（1分）

7.【处方问题】用药不适宜处方：超功能主治用药（0.5分）；联合用药不适宜（0.5分）。

【处方分析】注射用红花黄色素具有活血、化瘀，通脉功效。用于冠心病稳定型劳累型心绞痛，证属心血瘀阻型。血栓通注射液由三七总皂苷组成，具有活血祛瘀，扩张血管，改善血液循环作用，用于视网膜中央静脉阻塞，脑血管病后遗症等。本例患者诊断为"肱骨骨折"，不符合注射用红花黄色素及血栓通注射液的适应证推荐范围。（0.5分）

三种注射剂均具有活血化瘀功效，联合应用不能起增效减毒作用，反而易致出血风险增加，不建议联合使用。（0.5分）

【干预建议】停用注射用红花黄色素及血栓通注射液。（1分）

8.【处方问题】用药不适宜处方：重复用药。（1分）

【处方分析】该方为麻杏石甘汤加减而成，已含有麻杏止咳片所有成分，两药相加会导致药物用量增加，易致发汗太过。（1分）

【干预建议】建议医师只开具中药汤剂或麻杏止咳片其中一种。（1分）

9.【处方问题】用药不适宜处方：存在配伍禁忌。（1分）

【处方分析】天麻丸由天麻、羌活、盐杜仲、牛膝、粉萆薢、附子（黑顺片）、当归、地黄、玄参组成。而汤剂中含有瓜蒌皮，根据十八反瓜蒌反附子，属于违反配伍禁忌用药。（1分）

【干预建议】建议医师按要求修改处方，如确需使用，需双签名，并交代患者汤剂和天麻丸要间隔服用。（1分）

10.【处方问题】用药不适宜处方：用法、用量不适宜。（1分）

【处方分析】病人为老年病人，根据中医辨证需要滋阴润燥通便，而处方为汤剂，其中大黄为攻下药，用药疗程为半个月，有损伤患者正气的可能，可改用丸剂徐徐图之，并减少大黄剂量。（1分）

【干预建议】建议医师根据患者情况修改大黄用量和相应剂型。（1分）

习题3

一、单选题（共50题，每题1分，共50分）

1.处方写潼白蒺藜，调配应付的是（　　）。

　　A.菟丝子、刺蒺藜　　　　　　　　B.沙苑子、刺蒺藜

　　C.菟丝子、沙苑子　　　　　　　　D.刺蒺藜、白蒺藜

2.患者，男，40岁。郁怒之后，小便涩滞，淋沥不宣，少腹胀满疼痛，舌苔薄白，脉弦。医师处以沉香散（沉香、石韦、滑石、当归、橘皮、白芍、冬葵子、甘草、王不留行）加减。方中沉香的特殊煎服法是（　　）。

　　A.另煎　　　　　　　　　　　　　B.烊化

　　C.后下　　　　　　　　　　　　　D.先煎

3.处方直接写药名，需调配醋炙品的是（　　）。

　　A.王不留行　　　　　　　　　　　B.枳壳

　　C.侧柏叶　　　　　　　　　　　　D.延胡索

4.患者，女，30岁，发热，热势或低或高，常在劳累后发作或加剧，倦怠乏力，气短懒言，自汗，易于感冒，食少便溏，舌质淡，苔薄白，脉细弱。人参的特殊煎煮方法是（　　）。

A.先煎   B.后下

C.包煎   D.另煎

5.患者，男，29岁。几日前膝盖受伤，疼痛，活动受限，常因运动时间长而伤处附近关节疼痛，乏力，酸软，夜间较重，可伴不规则的发热，心悸，食欲不振，舌质紫，苔白，脉涩弦。医师处以桃红饮（桃仁、红花、当归尾、川芎、威灵仙、麝香）加减。方中红花的别名是（   ）。

A.西红花   B.藏红花

C.草红花   D.草河车

6.白虎汤治疗外感热病，处方为：石膏、知母、粳米、甘草，方中知母应选用的炮制品是（   ）。

A.生知母   B.盐知母

C.醋知母   D.炒知母

7.根据中药"十八反"，与半夏相反的中药是（   ）。

A.瓜蒌   B.白芍

C.丹参   D.附子

8.关于服药时间说法错误的是（   ）。

A.滋补药宜在饭前服

B.辛温解表药煎后应温热服

C.对胃肠有刺激性的药，应在饭后服

D.安神药应在早餐服药

9.患者，男，56岁，素来体虚，自感气虚乏力，精神倦怠，遂自行服用参苓白术散，其适宜的服药时间是（   ）。

A.饭前服   B.餐时服

C.饭后服   D.睡前服

10.汤剂冷服使用予下列哪种情况（   ）。

A.对胃肠有刺激的药物   B.呕吐病人

C.解表药   D.寒证用药

11.药师对处方用药进行适宜性审核的内容不包括（   ）。

A.处方用药与临床诊断的相符性   B.剂量、用法的正确性

C.是否有重复给药现象   D.药品金额的准确性

12.不用砂作为炮制辅料的是（   ）。

A.马钱子　　　　　　　　　B.狗脊

C.鳖甲　　　　　　　　　　D.水蛭

13.某女，30岁，已妊娠3个月，因关节痛就诊，医师处方时应禁用的中药是（　　）。

A.川芎　　　　　　　　　　B.甘草

C.莪术　　　　　　　　　　D.苍术

14.通过加热炮制可使毒性降低的药材是（　　）。

A.五味子　　　　　　　　　B.苍耳子

C.商陆　　　　　　　　　　D.柴胡

15.含有毒成分的中成药联合应用时，应注意有毒成分的"叠加"，以免引起不良反应。因药物组成含附子，不宜与大活络丸联用的中成药是（　　）。

A.苏合香丸　　　　　　　　B.天王补心丸

C.天麻丸　　　　　　　　　D.牛黄清心丸

16.下列不属于医疗用毒性中药品种的是（　　）。

A.洋金花　　　　　　　　　B.斑蝥

C.黄连　　　　　　　　　　D.白降丹

17.与川乌有配伍禁忌的是（　　）。

A.瓜蒌　　　　　　　　　　B.海藻

C.甘遂　　　　　　　　　　D.人参

18.能减轻或消除药物毒性的方法是（　　）。

A.炮制、配伍　　　　　　　B.配伍、服法

C.炮制、服法　　　　　　　D.煎法、服法

19.下列关于中药注射剂的表述不正确的是（　　）。

A.选用中药注射剂应严格掌握适应症

B.注射给药见效快，应优先选择

C.选用静脉注射或滴注给药时应加强监测

D.能肌内注射给药，不选择静脉注射或静脉滴注给药

20.膝关节疼痛，活动受限，予以氯化钠注射液250ml+注射用丹参多酚酸盐400mg静脉滴注，审方药师发现该处方存在的问题是（　　）。

A.给药途径不当　　　　　　B.超剂量使用

C.配制不规范　　　　　　　D.溶媒选用不当

21.使用中药注射剂时以下做法错误的是（　　）。

　　A.用药过程中应密切观察用药反应，发现异常，立即停药

　　B.对老人、儿童、肝肾功能异常等特殊人群应慎重使用，加强监测

　　C.中药注射剂可混合配伍使用

　　D.按说明书推荐给药速度和疗程使用药品

22.中药注射剂联合使用时做法错误的是（　　）。

　　A.应遵循主治功效互补及增效减毒原则

　　B.符合中医传统配伍理论的要求

　　C.谨慎联合用药

　　D.谨慎混合配伍

23.中药注射剂联合使用时做法正确的是（　　）。

　　A.除有特殊说明，中药注射剂不宜两个或两个以上品种同时共用一条通道

　　B.需同时使用两种或两种以上中药注射剂，谨慎混合配伍

　　C.如确需联合使用时，不用考虑中药注射剂的间隔时间

　　D.中药注射剂可共用一条注射通道

24.对灯盏细辛注射液表述错误的是（　　）。

　　A.用于瘀血阻滞，中风偏瘫，肢体麻木，口眼歪斜，言语謇涩及胸痹心痛；缺血性中风、冠心病心绞痛见上述证候者

　　B.静脉滴注时用5%葡萄糖注射液稀释

　　C.活血祛瘀、通络止痛

　　D.穴位注射、肌内注射均可

25.下列属于中成药的特点是（　　）。

　　A.服用方便　　　　　　　　　　B.性质稳定

　　C.疗效确切　　　　　　　　　　D.以上答案都是

26.以下哪些人群需要加强药品监护的（　　）。

　　A.老人　　　　　　　　　　　　B.儿童

　　C.肝肾功能异常　　　　　　　　D.以上答案全是

27.小儿疾病选方，宜（　　）。

　　A.苦寒清热　　　　　　　　　　B.辛热助阳

　　C.质地轻清　　　　　　　　　　D.多投补益

28.除下列哪种中成药外，均不适合胃痛湿热中阻证患者服用（ ）。

    A.温胃舒颗粒   B.黄芪建中丸

    C.附子理中丸   D.三九胃泰颗粒

29.下列药物中属于妊娠禁用中药的是（ ）。

    A.土鳖虫   B.三七

    C.大黄   D.白附子

30.下列中成药常用于普通感冒、流行性感冒、上呼吸道感染等疾病治疗的是（ ）。

    A.解表剂   B.清热剂

    C.和解剂   D.祛暑剂

31.中西药联用时会引起药动学上的相互作用，陈皮与利福平联用能（ ）。

    A.影响药物吸收   B.影响药物代谢

    C.增加药物排泄   D.减少药物排泄

32.患者，男，42岁。素有高血压，近日感到头痛，头两侧尤为严重，心烦易怒，夜寐不宁，苔薄黄，脉弦有力。遂去中医院就诊。医生开具中药汤剂，组成有羚羊角，桑叶，川贝，鲜生地，钩藤，菊花，白芍，甘草，鲜竹茹，茯神等。服用一周后患者症状明显好转。该患者除患有高血压外，同时患有糖尿病，其不可以服用磺酰胺类降糖药的原因是羚角钩藤汤中含有（ ）。

    A.甘草   B.菊花

    C.桑叶   D.川贝母

33.碳酸氢钠与（ ）药合用有配伍禁忌。

    A.与含有大量鞣质的中药   B.含有大量黄酮类成分的中药

    C.含有有机酸的中药及其制剂   D.含麻黄的中成药

34.禁止与黄连上清丸合用的药物是（ ）。

    A.青霉素   B.乳酶生

    C.呋喃唑酮   D.磺胺嘧啶

35.能降低药物毒副作用的中西药联合用药组是（ ）。

    A.山楂与磺胺嘧啶   B.金银花与青霉素

    C.山茱萸与林可霉素   D.石麦汤与氯氮平

36.老年人服用法莫替丁时不宜同时服用的中成药是（ ）。

    A.麝香保心丸   B.六味地黄丸

C.人参鹿茸丸   D.银杏叶制剂

37.患者，男，70岁，患糖尿病10年，长期服用西药降糖药，血糖稳定。今日听人介绍，又自行加服了中成药消渴丸。2日后，出现低血糖反应，遂去医院就诊。医师分析出现低血糖反应的原因，与过量服用降糖药有关。并告知患者，在其所服的消渴丸中因含有降糖类化学药，会与原用的降糖药产生叠加作用，消渴丸中所含的化学药成分是（ ）。

A.二甲双胍   B.格列苯脲

C.阿卡波糖   D.罗格列酮

38.中西药联用时会引起药动学上的相互作用，下列药组中：藿香正气水与二甲双胍联用能（ ）。

A.增加药物排泄   B.影响药物分布

C.影响药物吸收   D.影响药物代谢

39.患者，男，68岁。因感冒、发热、头痛、鼻塞流涕、四肢乏力等不适症状就诊，测体温39℃，医师开具吲哚美辛栓退热。不宜与该药联用的中成药是（ ）。

A.清开灵胶囊   B.感冒软胶囊

C.新癀片   D.连花清瘟颗粒

40.六神丸、救心丹等含有蟾酥、罗布麻、夹竹桃等强心苷成分的中成药，不宜与洋地黄、地高辛、毒毛花甙K等（ ）同用。

A.强心甙类   B.黄酮类

C.香豆素   D.皂苷类

41.由于老年人的器官或细胞的敏感性增强，尤其是对中枢神经抑制药物、降血糖药物、心血管系统药物反应特别敏感，在正常剂量下的不良反应增加，甚至出现药源性疾病，因此在联合用药中应高度重视。老年人使用法莫替丁时，应避免联用（ ）。

A.培元通脑胶囊   B.消栓胶囊

C.逐瘀通脉胶囊   D.银杏叶片

42.老年人风热感冒宜选用的方剂是（ ）。

A.葱鼓汤   B.香苏饮

C.麻黄汤   D.桑菊饮

43.临床可广泛用于治各种食积和小儿疳积的药物是（　　）。

  A.山楂   B.厚朴

  C.麦芽   D.鸡内金

44.有小毒，婴幼儿应慎用的药物是（　　）。

  A.旋覆花   B.款冬花

  C.紫菀   D.苦杏仁

45.孕妇应慎用的药物是（　　）。

  A.金银花   B.连翘

  C.牛黄   D.鱼腥草

46.下列各项中，属于哺乳期妇女慎用的药物是（　　）。

  A.桃仁   B.牛膝

  C.炒麦芽   D.干姜

47.服用以下哪种动物类药材可能产生肝损伤（　　）。

  A.蜈蚣   B.僵蚕

  C.龟甲   D.鳖甲

48.审核患有肝功能不全的病人处方时应注意以下几点，其中错误的是（　　）。

  A.处方金额   B.单剂剂量与总剂量

  C.中药饮片的炮制方法   D.配伍禁忌

49.关于肾功能不全者用药的注意事项，不正确的是（　　）。

  A.忌用有肾毒性的药物

  B.坚持少而精的用药原则

  C.可以长期使用某种药物，不必进行复查

  D.注意药物间相互作用

50.含马兜铃酸，对肾脏有损伤，肾功能不全者忌服的药物是（　　）。

  A.陈皮   B.青皮

  C.川楝子   D.青木香

二、多选题（共10道，每题2分，共20分）

1.宜先煎煮的中药饮片是（　　）。

  A.生瓦楞子   B.鳖甲   C.鹿角霜

  D.自然铜   E.制附子

2.药师对处方用药进行适宜性审核的内容包括(　　)。

A.药品金额的准确性

B.剂量、用法的正确性

C.是否有重复给药现象

D.处方用药与临床诊断的相符性

E.选用剂型与给药途径的合理性

3.下列中药不宜与附子理中丸同时服用的是(　　)。

A.半夏　　　　　　　B.瓜蒌　　　　　　　C.川贝母

D.浙贝母　　　　　　E.白及

4.以下中药注射剂可以肌内注射的有(　　)。

A.柴胡注射液　　　　B.清开灵注射液　　　C.醒脑静注射液

D.茵栀黄注射液　　　E.痰热清注射液

5.按照毒性药品处方管理的中药有(　　)。

A.生天仙子　　　　　B.轻粉　　　　　　　C.蜈蚣

D.土鳖虫　　　　　　E.斑蝥

6.具有肝肾毒性的中药有(　　)。

A.苍耳子　　　　　　B.黄药子　　　　　　C.何首乌

D.白芍　　　　　　　E.茯苓

7.下列中药中,属于妊娠禁忌的是(　　)。

A.土鳖虫　　　　　　B.蜈蚣　　　　　　　C.全蝎

D.益母草　　　　　　E.当归

8.因富含鞣质,与乳酸生等含酶制剂联用时会产生抑酶作用的中药有(　　)。

A.诃子　　　　　　　B.麻黄　　　　　　　C.女贞子

D.地榆　　　　　　　E.山茱萸

9.哺乳期妇女使用中药的原则包括(　　)。

A.疗程不宜过长,剂量不宜过大

B.避免在乳母血药浓度高峰期哺乳

C.避免使用复方制剂

D.慎用对哺乳期妇女乳汁分泌有影响的药物

E.使用由乳汁分泌且对乳儿有危害的药物,应采用人工喂养替代

10.肾功能不全者用药原则及注意事项有（　　）。

A.定期检查，及时调整治疗方案

B.忌用有肾毒性的药物

C.注意药物相互作用，避免产生肾损害

D.明确疾病的诊断和治疗目的

E.坚持少而精的用药原则

三、案例分析题（共10题，每题3分，共30分）

1.案例1

【处方描述】

（1）患者信息

性别：女　　年龄：21岁

（2）临床诊断：咳嗽［痰热郁肺证］

（3）处方内容

黄芩片10g	栀子10g	桔梗10g	麦冬10g
浙贝母10g	橘红10g	茯苓15g	桑白皮12g
知母10g	瓜蒌子10g	炙甘草5g	

2.案例2

【处方描述】

（1）患者信息

性别：男　　年龄：73岁

（2）临床诊断：胸闷；冠心病；2型糖尿病；糖尿病视网膜病变；消渴目病［阴虚肝旺证］；胸痹［心血瘀阻证］

（3）处方内容

盐酸二甲双胍片	0.5g×21片	0.5g tid po
冠心舒通胶囊	0.3g×60粒	0.9g tid po
和血明目片	0.3g×90片	0.9g tid po

3.案例3

【处方描述】

（1）患者信息

性别：男　　年龄：51岁

（2）临床诊断：感冒［风寒证］

（3）处方用药

清热消炎宁胶囊	0.32g×18粒	2粒 tid po
牛黄解毒片	0.25g×27片	3片 tid po

4.案例4

【处方描述】

（1）患者信息

性别：女　　年龄：22岁

（2）临床诊断：咯血〔痰瘀互结证〕

（3）处方内容

处方1

法半夏10g	橘红10g	茯苓10g	燀苦杏仁10g
炙甘草6g			

共7剂，每日一剂，水煎400ml，分早晚2次饭后温服

处方2

云南白药胶囊　　0.25g×24粒　　0.5g tid po

5.案例5

【处方描述】

（1）患者信息

性别：男　　年龄：7岁

（2）临床诊断：急性扁桃腺炎〔风温肺热证〕

（3）处方内容

注射用双黄连	600mg×12支	2400mg qd ivgtt
5%葡萄糖注射液	250ml×3袋	250ml qd ivgtt

6.案例6

【处方描述】

（1）患者信息

性别：男　　年龄：57岁

（2）临床诊断：下肢动脉闭塞〔瘀热互结证〕

（3）处方内容

血塞通注射液	400mg×5支	400mg qd ivgtt
5%葡萄糖注射液	100ml×5袋	100ml qd ivgtt

7. 案例 7

【处方描述】

（1）患者信息

性别：男　　年龄：10 岁

（2）临床诊断：多处骨折；软组织感染［血瘀证］

（3）处方内容

血必净注射液	10ml×30 支	50ml bid ivgtt
0.9% 氯化钠注射液	100ml×6 袋	100ml bid ivgtt
0.9% 氯化钠注射液	100ml×6 袋	50ml bid 冲管
注射用哌拉西林钠他唑巴坦钠	2.25g×18 支	3.375g q8h ivgtt
0.9% 氯化钠注射液	100ml×9 袋	100ml q8h ivgtt

8. 案例 8

【处方描述】

（1）患者信息

性别：男　　年龄：40 岁

（2）临床诊断：胃胀；呕吐

（3）处方内容

保和丸	9g×10 丸	9g bid po
复方氢氧化铝片	0.245g×100 片	0.49g tid po

9. 案例 9

【处方描述】

（1）患者信息

性别：男　　年龄：40 岁

（2）临床诊断：胁痛；慢性乙型肝炎［肝气郁滞证］

（3）处方

黄芪30g	白花蛇舌草30g	北柴胡10g	麸炒枳壳10g
丹参20g	茵陈20g	白术20g	白芍15g
茯苓15g	泽兰15g	青皮10g	生川楝子15g
炙甘草6g			

共7剂，每日一剂，水煎400ml，分早晚 2 次饭后温服

10.案例10

【处方描述】

（1）患者信息

性别：男　　年龄：58岁

（2）临床诊断：大肠癌；肝功能不全［痰热瘀互结证］

（3）处方

燀苦杏仁15g	白花蛇舌草30g	紫苏子15g	白芥子10g
重楼20g	蜈蚣4g	竹蜂10g	全蝎10g
莪术10g	三棱10g	山慈菇20g	蒲葵子50g
茅莓根15g	龙葵20g	黄芪30g	红景天6g
四季青6g	炙甘草10g		

共7剂，每日一剂，水煎400ml，分早晚2次饭后温服

习题3参考答案解析

一、单选题（共50题，每题1分，共50分）

1.【答案】B。

【解析】处方写潼白蒺藜，调配应付的是沙苑子、刺蒺藜。

2.【答案】C。

【解析】气味芳香类饮片，因其含挥发性成分故不宜煎煮时间过久，以免其有效成分散失，一般在其他群药煎好前5～10分钟入煎即可，如降香、沉香、薄荷、砂仁、白豆蔻、鱼腥草等。

3.【答案】D。

【解析】处方直接写药名（或炒或炙），需调配醋炙品得有延胡索等。处方直接写药名枳壳，需调配麸炒品。处方直接写药名侧柏叶，需调配炭制品。

4.【答案】D。

【解析】一些贵重中药饮片，为使其成分充分煎出，减少其成分被其他药渣吸附引起的损失，需先用另器单独煎煮取汁后，再将渣并入其他群药合煎，然后将前后煎煮的不同药液混匀后分服。如人参、西洋参等质地较疏松者，通常视片型、体积等另煎0.5～1小时，而羚羊角等质地坚硬者，则应单独煎

煮 2 小时以上。

5.【答案】C。

【解析】红花的别名是草红花、红蓝花。西红花的别名是藏红花、番红花。草河车是重楼的别名。

6.【答案】A。

【解析】知母功用清热，白虎汤用于外感热病，方中用生知母。

7.【答案】D。

【解析】根据十八反"半蒌贝蔹及攻乌"得出：与半夏有配伍禁忌的中药是乌头，而附子属于乌头类中药。

8.【答案】D。

【解析】安神药应在临睡前服用。

9.【答案】A。

【解析】参苓白术散发挥滋补作用，宜饭前服用。

10.【答案】B。

【解析】呕吐病人服用汤剂宜冷服，以避免加剧呕吐。

11.【答案】D

【解析】药师对处方用药进行适宜性审核的内容包括①处方用药与临床诊断的相符性；②剂量、用法的正确性；③选用剂型与给药途径的合理性；④是否有重复给药现象；⑤是否有潜在临床意义的药物相互作用和配伍禁忌；⑥其它用药不适宜情况等。

12.【答案】D。

【解析】2020 版《中国药典》水蛭项下规定烫水蛭 取净水蛭段，照炒法（通则 0213）用滑石粉烫至微鼓起。

13.【答案】C。

【解析】孕妇禁用的中药有莪术、商陆、丁公藤等。

14.【答案】B。

【解析】苍耳子通过炒制降低毒性。

15.【答案】C。

【解析】天麻丸中含有附子，大活络丸中含有天南星，两者叠加毒性增强。

16.【答案】C。

【解析】医疗用毒性中药包括洋金花、斑蝥、白降丹等28种。

17.【答案】A。

【解析】本草明言十八反，半蒌贝蔹及攻乌。藻戟芫遂俱战草，诸参辛芍叛藜芦。解释分别为甘草反甘遂、京大戟、海藻、芫花；乌头（川乌、附子、草乌）反半夏、瓜蒌（全瓜蒌、瓜蒌皮、瓜蒌仁、天花粉）、贝母（川贝、浙贝）、白蔹、白及；藜芦反人参、南沙参、丹参、玄参、苦参、细辛、芍药（赤芍、白芍）。

18.【答案】A。

【解析】中药毒性一般可通过炮制或者配伍降低或者消除。

19.【答案】B。

【解析】选用中药注射剂应严格掌握适应症，合理选择给药途径，能口服给药的，不选用注射给药；能肌内注射给药的，不选用静脉注射或静脉滴注给药。必须选用静脉注射或滴注给药的应加强监测。中药注射剂在临床安全合理使用问题值得医生、护士、药师的关注。

20.【答案】B。

【解析】根据注射用丹参多酚酸盐的药品说明书，其单次用量为200mg，本题目属于超剂量使用。

21.【答案】C。

【解析】《中成药临床应用指导原则》指出临床应用中药注射剂时应做到：（1）用药前应仔细询问过敏史，对过敏体质者应慎用。（2）严格按照药品说明书规定的功能主治使用，辨证施药，禁止超功能主治用药。（3）中药注射剂应按照药品说明书推荐的剂量、调配要求、给药速度和疗程使用药品，不超剂量、过快滴注和长期连续用药。（4）中药注射剂应单独使用，严禁混合配伍，谨慎联合用药。对长期使用的，在每疗程间要有一定的时间间隔。（5）加强用药监护。用药过程中应密切观察用药反应，发现异常，立即停药，必要时采取积极救治措施；尤其对老人、儿童、肝肾功能异常等特殊人群和初次使用中药注射剂的患者应慎重使用，加强监测。

22.【答案】D。

【解析】《中成药临床应用指导原则》指出中药注射剂联合使用时，应遵循以下原则：1.两种以上中药注射剂联合使用，应遵循主治功效互补及增效减毒原则，符合中医传统配伍理论的要求，无配伍禁忌。2.谨慎联合用药，如确需联合使用时，应谨慎考虑中药注射剂的间隔时间以及药物相互作用等问题。3.需同时使用两种或两种以上中药注射剂，严禁混合配伍，应分开使用。除有特殊说明，中药注射剂不宜两个或两个以上品种同时共用一条通道。

23.【答案】A。

【解析】《中成药临床应用指导原则》指出中药注射剂联合使用时，应遵循以下原则：1.两种以上中药注射剂联合使用，应遵循主治功效互补及增效减毒原则，符合中医传统配伍理论的要求，无配伍禁忌。2.谨慎联合用药，如确需联合使用时，应谨慎考虑中药注射剂的间隔时间以及药物相互作用等问题。3.需同时使用两种或两种以上中药注射剂，严禁混合配伍，应分开使用。除有特殊说明，中药注射剂不宜两个或两个以上品种同时共用一条通道。

24.【答案】B。

【解析】灯盏细辛注射液说明书［功能主治］注明"活血祛瘀、通络止痛。用于瘀血阻滞，中风偏瘫，肢体麻木，口眼歪斜，言语謇涩及胸痹心痛；缺血性中风、冠心病心绞痛见上述证候者。"［用法用量］注明"静脉注射。一次20～40ml，一日1～2次，用0.9%氯化钠注射液250～500ml稀释后缓慢滴注。穴位注射。每穴0.5～1.0ml，多穴总量6～10ml。肌内注射。一次4ml，一日2～3次。"

25.【答案】D。

【解析】中成药具有性质稳定，疗效确切，毒副作用相对较小，且服用、携带、贮藏保管比较方便的优点。

26.【答案】D。

【解析】对老人、儿童、肝肾功能异常等特殊人群和初次使用中药注射剂的患者应慎重使用，加强监测。

27.【答案】C。

【解析】小儿脏腑娇嫩，宜用轻清之品。

28.【答案】D。

【解析】三九胃泰颗粒的主要成分有三叉苦、九里香、两面针、木香、黄芩、茯苓、地黄、白芍。具有清热燥湿，行气活血，柔肝止痛，消炎止痛，理气健胃的功效。用于上腹隐痛，饱胀，反酸，恶心，呕吐，纳减，心口嘈杂。

29.【答案】A。

【解析】土鳖虫具有破淤血，续筋骨的功效，年老体弱及月经期慎用，孕妇禁用。

30.【答案】A。

【解析】解表剂（即解表类中成药）是以麻黄、桂枝、荆芥、防风、桑叶、菊花、柴胡、薄荷、豆豉等解表药为主组成，具有发汗、解肌、透疹等作用，用以治疗表证的中成药。临床可用于治疗普通感冒、流行性感冒、上呼吸道感染、扁桃体炎、咽炎等见上述症状者。

31.【答案】D。

【解析】酸性较强的药物联用，可酸化体液而使药物排泄减少，增加药物的毒副作用。含有机酸成分的中药，如乌梅、山茱萸、陈皮、木瓜、川芎、青皮、山楂、女贞子等与磺胺类、大环内酯类药物、利福平、阿司匹林等酸性药物合用时，因尿液酸化，可使磺胺类和大环内酯类药物的溶解性降低，增加磺胺类药物的肾毒性，导致尿中析出结晶，引起结晶尿或血尿；增加大环内酯类药物的肝毒性，甚至可引起听觉障碍；可使利福平和阿司匹林的排泄减少，加重肾脏的毒副作用。

32.【答案】A。

【解析】甘草具有皮质激素样作用，有水钠潴留和排钾效应，还能促进糖原异生，加速蛋白质和脂肪的分解，使甘油、乳酸等各种糖、氨基酸转化成葡萄糖，使血糖升高，从而减弱胰岛素、甲苯磺丁脲、格列本脲等降糖药的药效。

33.【答案】C。

【解析】碳酸氢钠是碱性药物，与含有有机酸的中药及其制剂会起中和反应，降低或失去药效。

34.【答案】B。

【解析】黄连上清丸含有小檗碱，具有抗菌作用，不能与菌类制剂合用，如乳酶生、培菲康、双歧杆菌口服液等。

35.【答案】D。

【解析】某些化学药品虽治疗作用明显但毒副反应却较大，若与某些适当的中药配伍，既可以提高疗效，又能减轻毒副反应。氯氮平治疗精神分裂症有明显疗效，但最常见的不良反应之一是流涎。应用石麦汤（生石膏、炒麦芽）30～60剂为1疗程，流涎消失率为82.7%，总有效率达93.6%。

36.【答案】D。

【解析】法莫替丁为抗溃疡抗酸药，与含有多量黄酮类成分的银杏叶制剂同时服用可产生络合反应，形成螯合物，影响疗效。

37.【答案】B。

【解析】消渴丸中含有格列本脲。格列本脲可促进胰岛 β 细胞分泌胰岛素，抑制肝糖原分解和糖原异生，增加胰外组织对胰岛素的敏感性和糖的利用，可降低空腹血糖与餐后血糖。

38.【答案】D。

【解析】藿香正气水含有乙醇与苯巴比妥、苯妥英钠、安乃近、利福平、二甲双胍、胰岛素合用会影响药物代谢。

39.【答案】C。

【解析】新癀片中含有吲哚美辛，吲哚美辛的不良反应发生率高达35% ~ 50%，其中约20%的患者常因不能耐受而被迫停药。常见的有：胃肠道反应、中枢神经系统反应、造血系统损害、过敏反应、可引起肝肾损害等。新癀片若与吲哚美辛栓联用，会造成吲哚美辛成分的累积，不良反应发生的概率会增加，所以吲哚美辛栓不宜与新癀片联用。

40.【答案】A。

【解析】六神丸、救心丹（含有蟾酥、罗布麻、夹竹桃等强心苷成分）+洋地黄、地高辛、毒毛旋花苷X等强心苷类——加强产生毒性作用。

41.【答案】D。

【解析】法莫替丁片等抗溃疡抗酸药，与含有黄酮类成分制剂同时服用可产生螯合物，影响疗效。所以服用法莫替丁的时候应避免联用银杏叶片。

42.【答案】D。

【解析】葱豉汤、香苏饮、麻黄汤解表散寒，宜用于风寒感冒。

43.【答案】D。

【解析】上述备选的消食药中，鸡内金可消食健胃，消食作用较强且适应症亦广，故可广泛用于治各种食积和小儿疳积。

44.【答案】D。

【解析】苦杏仁含有氢氰酸，服用过量可引起中毒，婴幼儿慎用。

45.【答案】C。

【解析】牛黄为息风止痉药，孕妇慎用，其他选项为清热药，无孕妇的禁忌。故选C。

46.【答案】C。

【解析】有些中药具有回乳的功效，如炒麦芽、花椒、芒硝等，因此哺乳期妇女不可轻易服用。

47.【答案】A。

【解析】蜈蚣含有类似蜂毒的毒性成分，即组织胺样物质及溶血蛋白质，可引起溶血作用及过敏反应，对肾脏及肝脏造成损伤。

48.【答案】A。

【解析】根据《处方管理办法》规定，药师调剂处方时必须做到"四查十对"：查处方，对科别、姓名、年龄；查药品，对药名、剂型、规格、数量；查配伍禁忌，对药品性状、用法用量；查用药合理性，对临床诊断。处方金额不在注意范围内。

49.【答案】C。

【解析】肾功能不全者用药须明确疾病诊断和治疗目标；忌用有肾毒性的药物；注意药物相互作用，避免产生新的肾损害；坚持少而精的用药原则；定期检查，及时调整治疗方案。

50.【答案】D。

【解析】青木香行气止痛，解毒消肿，含马兜铃酸，对肾脏有损伤。

二、多选题（共10道，每题2分，共20分）

1.【答案】ABCDE。

【解析】先煎药物包括：矿物、动物骨甲类饮片，如生蛤壳、生龙骨、生龙齿、生紫石英、生寒水石、生石决明、生珍珠母、生瓦楞子、鳖甲、龟甲、虎角霜、生磁石、生牡蛎、生石膏、生赭石、自然铜等；某些有毒饮片，如含有毒成分乌头碱的生川乌、生草乌或制附子等。

2.【答案】BCDE

【解析】药师对处方用药进行适宜性审核的内容包括：①处方用药与临床诊断的相符性；②剂量、用法的正确性；③选用剂型与给药途径的合理性；④是否有重复给药现象；⑤是否有潜在临床意义的药物相互作用和配伍禁忌；⑥其他用药不适宜情况等。

3.【答案】ABCDE。

【解析】附子理中丸的主要成分有附子（制）、党参、炒白术、干姜、甘草。中药"十八反"配伍原则中半夏、瓜蒌、浙贝母、川贝母、白及反附子。

4.【答案】ABCD。

【解析】柴胡注射液、清开灵注射液、醒脑静注射液、茵栀黄注射液说明书〔用法用量〕均注明"肌内注射"。

5.【答案】ABE。

【解析】医疗用毒性中药包括生半夏、生天南星、生川乌、生草乌、生甘遂、生天仙子、轻粉、斑蝥等28种。

6.【答案】ABC。

【解析】苍耳子、黄药子、何首乌具有肝肾毒性。

7.【答案】ABC。

【解析】2020版《中国药典》规定土鳖虫、全蝎、蜈蚣孕妇禁用，益母草孕妇慎用。

8.【答案】AD。

【解析】含鞣质较多的中药及其中成药，如五倍子、地榆、诃子、石榴皮、大黄等，不可与胃蛋白酶合剂、淀粉酶、多酶片等消化酶类药物联用。

9.【答案】ABDE。

【解析】哺乳期妇女应慎重选药，权衡利弊。如所用药物弊大于利应停药或选用其他药物和治疗措施，对可用可不用的药物尽量不用。必须用药者药需谨慎应用，疗程不宜过长，剂量不宜过大。同时避免在乳母血药浓度高峰期哺乳，以减少药物在乳儿体内积蓄的机会。如必须使用由乳汁分泌且对乳儿有明确危害的药物时，应暂时采用人工喂养替代。

10.【答案】ABCDE。

【解析】肾功能不全者用药基本原则和注意事项：明确疾病诊断和治疗目标、忌用有肾毒性的药物、注意药物相互作用、避免产生新的肾损害、坚持少而精的用药原则、定期检查，及时调整治疗方案。

三、案例分析题（共10题，每题3分，共30分）

1.【处方问题】不规范处方：处方未写明未写剂数、煎服法。（1分）

【处方分析】该处方未写明煎服法及剂量。根据《医院处方点评管理规范（试行）》《中药处方格式及书写规范》（国中医药医政发〔2010〕57号），中药处方需写明剂数、每日剂量，每剂分几次服用、用药方法、服用要求等。（1分）

【干预建议】建议医师补充完整处方剂数、煎服法等，以便审核和调剂。（1分）

2.【处方问题】用药不适宜处方：用量不适宜；联合用药不适宜。（1分）

【处方分析】和血明目片药品说明书的一次服用量为 5 片（1.5g），用量不足起不到相应的治疗作用。（0.5分）

和血明目片具有凉血止血、滋阴化瘀、养肝明目的功效，用于治疗阴虚肝旺、热伤络脉所引起的眼底出血，其成分中含有郁金，因此服用和血明目片期间，不宜与丁香或含有丁香的制剂合用，冠心舒通胶囊含有丁香，二者联用会产生毒副作用，或降低本品的治疗效果。

【干预建议】建议医师将和血明目片剂量改为1.5g po tid，并告知医师利血明目片与冠心舒通胶囊二者成分中具有十九畏配伍禁忌，不建议同用，若医师认为有必要二药同用，需再次签名确认。（1分）

3.【处方问题】用药不适宜处方：适应证不适宜。（1分）

【处方分析】清热消炎宁胶囊、牛黄解毒片属于清热剂，用于清热解毒。与患者的临床诊断（感冒［风寒证］）证型不相符。（1分）

【干预建议】建议医师改为风寒感冒颗粒。（1分）

4.【处方分析】用药不适宜处方：存在配伍禁忌。（1分）

【处方分析】云南白药胶囊含有草乌（制），该药与中药汤剂中的法半夏联用属于十八反，存在配伍禁忌，同时服用将会产生毒副作用，应避免联合使用。（1分）

【干预建议】建议医师停用云南白药胶囊，可选用其他止血口服药。确需使用，应告知患者两者服用时间应有一定间隔。（1分）

5.【处方问题】用药不适宜处方：用量不适宜。（1分）

【处方分析】注射用双黄连说明书推荐用量为每次每公斤体重60mg，每日一次。7岁男童，体重在 22～27kg 之间，其每次最大用量应不超过 1800mg。本例患者的给药剂量为2400mg，超过说明书推荐用量。（0.5分）使用注射用双黄连前，先以适量注射用水充分溶解，再用生理盐水或5%葡萄糖注射液500ml稀释。本例处方未用注射用水溶解，同时配伍溶媒仅为250ml，用法不适宜。（0.5分）

【干预建议】改为每次用量1800mg，注射用水溶解后，使用5%葡萄糖注射液500ml稀释。（1分）

6.【处方问题】用药不适宜处方：遴选的药品不适宜。（1分）

【处方分析】血塞通注射液具有活血祛瘀，通脉活络作用。用于中风偏瘫，瘀血阻络证；动脉粥状硬化性血栓性脑梗塞、脑栓塞、视网膜中央静脉阻塞见瘀血阻络证者。除上述适应证外，血塞通注射液说明书并未有其他适

应证的延伸，循证研究也未涉及该药对于瘀热互结所致的下肢动脉闭塞治疗。建议选用用于治疗下肢动脉闭塞的药物。（1分）

【干预建议】建议医师停用该药。（1分）

7.【处方问题】用药不适宜处方：特殊人群遴选的药品不适宜。（1分）

【处方分析】血必净注射液说明书【禁忌】项下规定：孕妇、14岁（含）以下儿童禁用。本例患者仅为10岁，不适宜选用血必净注射液。（1分）

【干预建议】停用血必净注射液。（1分）

8.【处方问题】不规范处方：临床诊断书写不全。（0.5分）不适宜处方：有不良相互作用。（0.5分）

【处方分析】该处方开具中成药前记内容诊断缺项，只有病名没有证型。根据《医院处方点评管理规范（试行）》的要求，开具处方未写临床诊断或临床诊断书写不全的处方属于用药不规范处方中的临床诊断书写不全。诊断缺项会导致无法判断所选的药物与患者的证型是否相符。（0.5分）保和丸含有山楂，山楂为含有机酸的中药，不宜与复方氢氧化铝片合用，会发生中和反应致疗效降低。（0.5分）

【干预建议】建议医师将处方中医证型补充完整，如需开具保和丸，需将复方氢氧化铝片更换为其他药物。（1分）

9.【处方问题】不适宜处方：遴选的药品不适宜。（1分）

【处方分析】川楝子的成熟果实有小毒，其毒性成分为毒性蛋白，长期或过量内服可能会出现中毒反应，主要为肝脏损害、中毒性肝炎等，炒制后可降低其毒性，所以中药方剂中应为炮制品而不是生品。（1分）

【干预建议】建议医师选用炒川楝子。（1分）

10.【处方问题】用药不适宜处方：遴选的药品不适宜。（1分）

【处方分析】病人虽为癌症病人，需要使用多种具有抗肿瘤活性成分的中药进行治疗，但病人已经存在肝功能不全，肝脏代谢较差，重楼、蜈蚣、山慈姑等药物具有一定的肝毒性，大剂量的使用有可能产生进一步的肝损害，反而影响治疗效果，所以该病人应遴选其他肝毒性较小的药品进行组方。（1分）

【干预建议】建议医师根据患者实际肝功能选用相应中药。（1分）